NOUVELLES CONSIDÉRATIONS

SUR LA

RECTOTOMIE LINÉAIRE

PAR

E.-J. TISON

DOCTEUR EN MÉDECINE

ANCIEN INTERNE DES HÔPITAUX DE PARIS

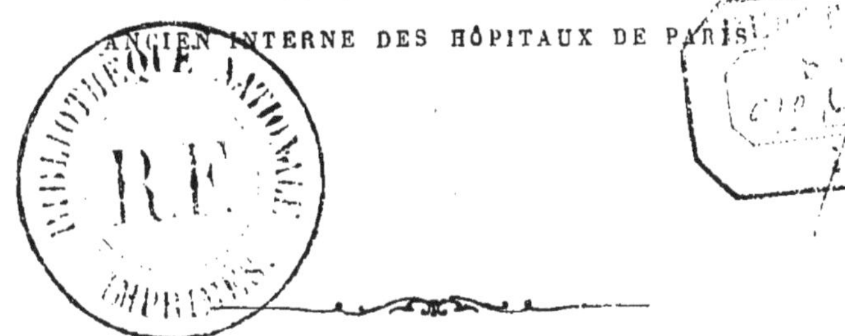
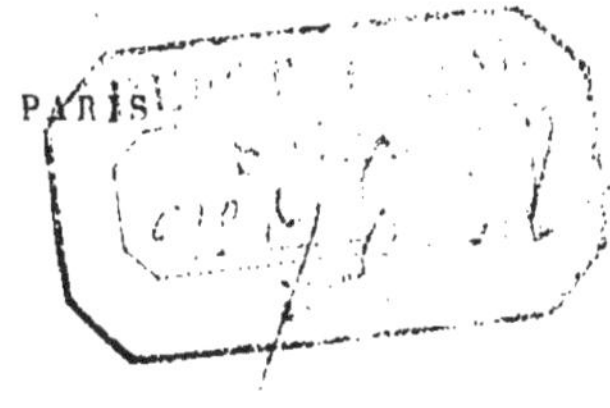

PARIS

TYPOGRAPHIE DE PILLET ET DUMOULIN

RUE DES GRANDS-AUGUSTINS, 5

—

1877

NOUVELLES CONSIDÉRATIONS

SUR LA

RECTOTOMIE LINÉAIRE

PAR

E.-J. TISON

DOCTEUR EN MÉDECINE

ANCIEN INTERNE DES HÔPITAUX DE PARIS

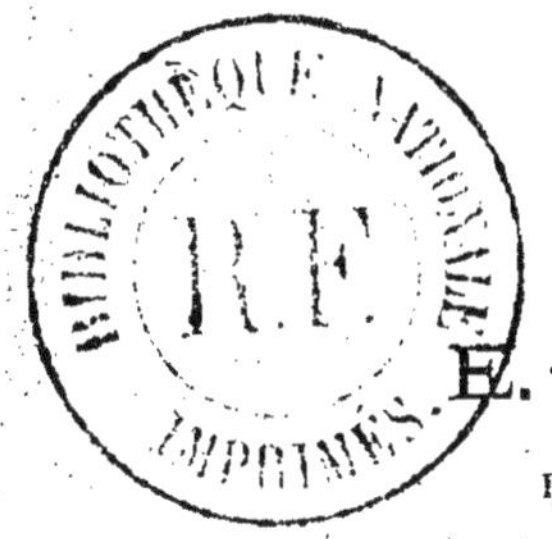

PARIS

TYPOGRAPHIE DE PILLET ET DUMOULIN

RUE DES GRANDS-AUGUSTINS, 5

1877

A LA MÉMOIRE DE MA MÈRE

A MON PÈRE

A MON FRÈRE ÉDOUARD TISON

Docteur en médecine,

Docteur ès-sciences naturelles,

Professeur de botanique à l'Université catholique de Paris.

A MON FRÈRE JULES TISON

Docteur en médecine.

A MA TANTE Prudence LEVEAUX

A mon Président de Thèse, M. VERNEUIL

Professeur de Clinique chirurgicale

à la Faculté de médecine de Paris.

A M. MOUTARD-MARTIN

Médecin de l'hôpital Beaujon, officier de la Légion d'honneur

A M. L. LABBÉ

Chirurgien de la Pitié.

A M. B. BALL

Professeur de clinique des maladies mentales et nerveuses,

Médecin de l'hôpital Saint-Antoine.

NOUVELLES CONSIDÉRATIONS

SUR LA

RECTOTOMIE LINÉAIRE

———

Ce travail a pour but d'étudier la rectotomie linéaire, d'en indiquer avec soin le manuel opératoire, et surtout d'en faire connaître les excellents résultats. Mais, avant d'entrer en matière, quelques généralités sur la nature, la pathogénie et les variétés des rétrécissements du rectum ne seront pas inutiles, puisque c'est leur cure radicale qu'on se propose, en pratiquant la rectotomie linéaire. Elles nous feront comprendre pourquoi les méthodes appliquées autrefois au traitement de cette affection comptent de si nombreux insuccès, tandis que la rectotomie linéaire a déjà donné des succès durables et même définitifs, succès qui iront en augmentant, à mesure que cette opération sera mieux connue et pratiquée dans des conditions qui assurent sa réussite.

Qu'il nous soit permis de remercier bien vivement notre président, M. le professeur Verneuil, pour les excellentes leçons et les enseignements précieux que nous avons recueillis dans son service. Nous le prions d'accepter ici l'assurance de notre sincère gratitude.

Notre travail comprend les divisions suivantes :

I. *Des rétrécissements du rectum, leurs symptômes.*

II. *Des différentes méthodes appliquées au traitement des rétrécissements :* Dilatation lente ou forcée, cautérisation, rectotomie interne et externe.

III. *Rectotomie linéaire.*

IV. *Observations.*

V. *Conclusion.*

I

Des Rétrécissements du rectum,
leurs symptômes.

On donne le nom de rétrécissement du rectum à la diminution du calibre de cet intestin, que cette diminution reconnaisse pour cause une lésion organique ou une lésion fonctionnelle. Les affections qui, comme les tumeurs, agissant par compression sur l'extrémité inférieure du tube digestif, opposent au cours des matières un obstacle plus ou moins considérable ne sont pas mises au nombre des rétrécissements.

Nature. — Le rétrécissement rectal peut succéder aux causes les plus variées, telles que : lésions traumatiques, ulcérations spontanées, inflammations chroniques, cautérisation par le fer rouge, par les acides, etc., ulcérations tuberculeuses, dysentériques, cancer et syphilis.

Le rétrécissement d'origine dysentérique est mis en doute par quelques chirurgiens, entre autres par **M. W. Allingham**, qui refuse même de considérer la dysentérie comme le processus de l'ulcération rectale. « J'ai été moi-même dans les pays chauds, dit-il (*Maladies du rectum*, traduct. G. POIN-SOT, 137), et j'ai vu des dysentéries graves ; j'ai aussi traité des individus qui revenaient des tropiques avec cette affection ; mais je ne puis dire que j'aie rencontré beaucoup de cas où il en soit résulté une ulcération rectale, et même alors j'ai constaté que l'ulcération était légère, superficielle, et guérissait sans beaucoup de difficultés. » On ne peut repousser les rétrécissements dysentériques d'une façon aussi absolue ; il faut admettre qu'ils existent, mais rarement, puisqu'on en trouve plusieurs observations. Nous en avons un exemple dans l'observation VIII (p. 53). Quant aux rétrécissements succédant aux ulcérations tuberculeuses, ils sont aussi très-rares, car ordinairement la maladie ne leur laisse pas le temps de se constituer. Il n'en est pas de même des rétrécissements cancéreux ; ils sont, au contraire, très-fréquents et peuvent compliquer toutes les variétés de cancer. Arrivons aux rétrécissements syphilitiques, qui sont de beaucoup les plus nombreux. Tout le monde, en France, admet aujourd'hui l'existence des rétrécissements syphilitiques, mais on est loin d'être d'accord, et sur ce point il existe des opinions, sinon contradictoires, du moins très-diverses.

Une première opinion, professée par M. Gosselin, considère le rétrécissement syphilitique comme une sorte de conséquence indirecte de la syphilis. « Le rétrécissement dit syphilitique du rectum, écrit-il (*Archives générales de médecine,* 1854) n'est point un accident constitutionnel, mais une lésion de voisinage développée au-dessus du chancre de l'anus ; c'est-à-dire qu'une inflammation s'est développée autour du chancre et s'est propagée au-dessus de lui à une certaine hauteur, et que cette inflammation, suppurative dans la portion sphinctérienne, est devenue hypertrophiante à la jonction des portions sphinctériennes et ampullaires, et exulcéreuse dans celle-ci. »

Une seconde opinion considère le rétrécissement syphilitique du rectum, comme une simple conséquence cicatricielle ou inflammatoire des ulcérations spécifiques de l'intestin. Ainsi s'exprime M. Desprès, dans son mémoire publié en 1868. « Les rétrécissements du rectum non traumatiques sont le plus souvent le résultat de chancres phagédiniques de l'anus ou du rectum non soignés. Les chancres phagédéniques du rectum ont pour origine soit un chancre mou, soit une plaque muqueuse ulcérée de l'anus. »

Enfin une troisième opinion, que partagent MM. Verneuil, Guérin, Trélat, Panas, considère le rétrécissement du rectum comme un accident constitutionnel de la syphilis ; le rétrécissement syphilitique résulterait d'un produit syphilitique ; une hyperplasie interstitielle se développant dans le tissu sous-muqueux, sans aucune altération de la muqueuse. Voici comment M. A. Fournier, qui est venu, dans ces derniers temps, apporter à cette dernière opinion l'appui de son incontestable autorité, explique la transformation du syphilome en rétrécissement : « Au début, parois rectales devenant le siége d'une infiltration hyperplasique, se transformant en tuniques épaisses et rigides, mais restant intactes de surface, ne présentant aucune altération ; plus tard encore, calibre de la cavité rectale de plus en plus rétréci, proportionnellement aux progrès de l'infiltration des parois ; et finalement rétrécissement bien constitué avec le cortége des lésions consécutives aux coarctations rectales de toute nature, à savoir : inflammation, ulcération, suppuration, abcès périphériques, fistules, etc. » (*Lésions tertiaires de l'anus et du rectum*, 1875, p. 24.)

Il est parfaitement établi aujourd'hui que la syphilis peut conduire au rétrécissement rectal par différents processus anatomiques. Les rétrécissements syphilitiques, en effet, dérivent tantôt d'ulcérations rectales, tantôt d'infiltrations rectales hyperplasiques, qui constituent le syphilome rectal. Les premiers, provenant d'ulcérations rectales et constitués de la sorte, peuvent à bon droit être qualifiés de rétrécissements cicatriciels, puisque l'ulcération a été l'accident originel d'où a dérivé consécutivement la coarctation : ils sont rares.

Les seconds, dérivant d'une hyperplasie interstitielle des parois rectales, sans ulcération primitive, ne sont qu'une conséquence ultérieure du syphilome rectal. On doit aussi admettre que l'inflammation joue vraisemblablement un certain rôle dans la production de certains rétrécissements recto-syphilitiques.

On connaît la lésion des rétrécissements hyperplasiques ; on sait, en effet, que ces derniers sont constitués par l'infiltration interstitielle des tuniques rectales, aboutissant à la dégénérescence fibreuse rétractile. Examinons d'où dérivent les rétrécissements par ulcération. On a avancé que les rétrécissements cicatriciels du rectum pouvaient dériver du chancre, notamment du chancre phagédénique ; des plaques muqueuses phagédéniques ou non ; des lésions ulcéreuses, secondaires ou tertiaires.

Le rétrécissement succédant au chancre, principalement au chancre phagédénique, est purement hypothétique, pour la bonne raison que le chancre syphilitique rectal ou intra-rectal est tellement rare que M. A. Fournier avoue n'en avoir rencontré aucun exemple, à Lourcine ; d'un autre côté, le phagédénisme pour les chancres syphilitiques est une véritable exception. Quant au rétrécissement arrivant à la suite de plaques muqueuses phagédéniques, M. A. Fournier ne leur accorde aucune créance. Jamais, dit-il, il n'a vu la plaque muqueuse se compliquer de phagédénisme, et il regarde la plaque muqueuse phagédénique comme une création imaginaire. Si ces sortes de rétrécissements n'existent pas, par contre, ceux qui dérivent de lésions secondaires ou tertiaires se rencontrent assez fréquemment.

Ces lésions, en effet, entamant réellement les tissus, déterminent de véritables pertes de substance, peuvent rationnellement créer dans le rectum des cicatrices, des brides susceptibles d'aboutir à un rétrécissement ; ce sont elles et elles seules qui servent d'origine à cette variété de coarctations rectales. Il existe donc deux sortes de rétrécissements syphilitiques : le rétrécissement cicatriciel et le rétrécissement hyperplasique. Les syphilides ulcéreuses rectales étant plus précoces que le syphilome, il n'est donc pas étonnant d'observer le premier à une période moins reculée de la diathèse que le second.

Siége. — Les rétrécissements syphilitiques siégent ordinairement, pour ne pas dire presque invariablement, au même niveau : ils sont intermédiaires à la portion sphinctérienne et à la portion ampullaire, remontent plus ou moins haut sur cette dernière et occupent, dans la plupart des cas, toute la circonférence du rectum. Nous devons donc nous attendre à rencontrer, par le toucher rectal, le rétrécissement à trois, quatre ou cinq centimètres de l'anus, car les rétrécissements syphilitiques sont facilement accessibles au toucher. Ils sont remarquables par la lenteur de leur dévéloppement ; c'est généralement dix ou quinze ans après l'accident primitif qu'ils gênent suffisamment les fonctions pour que les malades se soumettent à un traitement. Les rétrécissements cancéreux occupent indifféremment toute la hauteur du rectum, tandis que les rétrécissements dysentériques siégent de préférence aux parties supérieures de cet intestin.

Forme. — On a partagé les rétrécissements, suivant leur forme, en valvulaires, annulaires et cylindriques.

Le rétrécissement valvulaire est partiel, il n'occupe qu'une partie de l'intestin. Cette variété est rare, elle se trouve signalée par M. Tillaux, qui lui attribue une certaine importance, surtout à cause de son influence sur la production et la persistance des fistules à l'anus (*Anatomie topographique*, p. 1014). Le rétrécissement annulaire occupe toute la circonférence de l'intestin, tantôt il se présente sous la forme d'un anneau ou d'une virole, comprimant l'intestin à la façon d'une ligature circulaire, tantôt il simule une sorte de diaphragme qui proémine dans l'intestin et en rétrécit le calibre. Dans le rétrécissement cylindrique, la muqueuse, épaissie sur une grande étendue, forme de longues colonnes charnues qui vont se rapprochant jusqu'au niveau du point rétréci ; le calibre est diminué circulairement sur une certaine hauteur de l'intestin, atteignant en moyenne plusieurs centimètres.

L'étendue des rétrécissements diffère suivant leur forme. Les rétrécissements valvulaires et annulaires n'ont qu'une hauteur minime, un demi-centimètre à un centimètre au plus ; les rétrécissements cylindriques, au contraire, mesurent une étendue plus considérable qui varie entre 3 et 8 centimètres.

La lumière du rétrécissement varie depuis le degré où elle peut encore donner facilement passage au doigt indicateur jusqu'au terme extrême compatible avec la vie, un demi-centimètre de diamètre environ, cas où une sonde de trousse peut seulement y pénétrer.

Structure. — Si l'on pratique le toucher rectal chez une personne atteinte de rétrécissement, le. doigt perçoit un épaississement dur et calleux qui nous avertit que les tissus pathologiques ont subi la transformation fibreuse. L'autopsie nous montre le rétrécissement constitué par une dégénérescence fibreuse des tuniques intestinales, ayant une épaisseur plus ou moins considérable et siégeant sur une plus ou moins grande partie du rectum, suivant la forme qu'affecte la stricture. Quelquefois, la dégénérescence se trouve plus considérable sur un segment de la circonférence et rejette la lumière du rétrécissement vers le côté opposé. La surface même de la coarctation est presque toujours exempte d'ulcérations, ce qui confirme ce que nous avons déjà avancé sur la rareté du rétrécissement cicatriciel. Quand on dissèque la masse indurée, on trouve que toutes les membranes sont confondues les unes avec les autres : la muqueuse, extrêmement épaissie, adhère si fortement par sa face profonde qu'on ne peut la séparer des tissus sous-

jacents ; toutes les tuniques intestinales sont profondément altérées et infiltrées de produits néo-
plasiques. Le microscope nous fait voir le tissu
pathologique représentant les tuniques intestinales
altérées et dégénérées, constitué par un tissu
fibreux, de la matière amorphe et des noyaux em-
bryoplastiques.

Dans les rétrécissements valvulaires, on rencontre, de plus, une hypertrophie de la tunique musculaire.

Les parties supérieures au rétrécissement sont
dilatées ; dilatation expliquée par la rétention et
le séjour des matières au-dessus de l'obstacle ; il
existe une hypertrophie et une hyperplasie de la
tunique musculaire ; la muqueuse est ulcérée profondément, avec des bords nettement taillés à pic ;
« cette ulcération, très-bien décrite par M. Gosselin, peut occuper une hauteur de 8 à 10 centimètres, se fait généralement en nappe, rarement par
îlots, se termine d'une façon brusque par un re-
bord festonné, au-dessus duquel la muqueuse re-
prend tout à coup son aspect naturel. »

Cette ulcération, siégeant au-dessus de la coarctation, fournit toujours du pus en plus ou moins
grande abondance. Ces écoulements purulents sont
un des symptômes les plus rebelles, et, par leur
persistance, contribuent grandement à l'affaiblis-
sement et à l'épuisement du malade. Ils se retrou-
vent même chez les malades opérés par la rectotomie linéaire, comme nous en donnons un exemple

dans l'observation IV| (p. 44). Il faut ajouter que, dans ces cas, les malades sont menacés, sinon atteints, de phthisie pulmonaire ou d'une autre diathèse.

Au-dessous du rétrécissement, la muqueuse est souvent injectée, toujours enflammée par le passage et la stagnation du pus ; puis la coarctation donne lieu à des complications diverses, telles que : rectite périphérique, abcès péri-rectaux, fistules nombreuses remontant à des hauteurs diverses.

Symptômes. — La maladie débute d'une façon lente et progressive ; elle se manifeste par une constipation qui devient de plus en plus opiniâtre. Les garde-robes ne s'accomplissent qu'au prix des plus grands efforts ; au lieu d'être quotidiennes, elles n'ont plus lieu que tous les trois, quatre ou cinq jours, jusqu'au moment où la lumière du rectum diminuant de plus en plus, elles n'arrivent que tous les huit jours ou même tous les quinze jours. Les malades se croient simplement constipés, ils parviennent à avoir des selles à peu près régulières au moyen de lavements quotidiens et de quelques purgatifs qu'ils prennent deux ou trois fois par semaine. Après un temps plus ou moins long, la défécation se complique de difficultés plus grandes, de douleurs et de souffrances atroces. A cette époque les matières, passant dans une véritable filière, peuvent être comparées à de la corde, à du macaroni, à des paquets de vers, etc.

Enfin s'établit la suppuration rectale qui a un

effet si funeste sur la santé générale. Les malheureux malades sont continuellement tourmentés par
un sentiment assidu de plénitude rectale, par du
ténesme et des épreintes ; ils ont le ventre tendu,
ballonné, éprouvent des borborygmes, des coliques
répétées. Sans cesse sollicités par des besoins réels
et de faux besoins d'expulsion, ils se présentent au
cabinet et, malgré les plus grands efforts, ils ne se
sentent jamais soulagés.

Ces troubles si considérables ne tardent pas à
retentir sur l'état général. L'appétit diminue et
dégénère même en un véritable dégoût pour les ali-
ments. Les digestions sont lentes et difficiles. Il
survient fréquemment des nausées, souvent même
des vomissements alimentaires ou séreux, mélan-
gés de glaires et de matières bilieuses.

Le système nerveux réagit d'une façon toute particulière. Les malades deviennent irritables, moro-
ses et tristes ; ils se laissent aller à des accès de
découragement, de désespoir, quelquefois même à
des idées de suicide.

M. Delpech, le premier, a très-bien décrit
leur situation morale. Incapables de toute autre
pensée, ils ne sont occupés que de leur état ; deve-
nus indifférents à ce qui les entoure, à leurs travaux, à leurs plaisirs, à leurs goûts favoris, ils
ne sont plus préoccupés que d'une idée unique :
celle de débarrasser leur intestin ; ils vivent absor-
bés dans cette idée, dans ce désir, dans cette aspi-
ration, ne pensant qu'à cela d'un bout de la jour-

née à l'autre, n'ayant plus que cela en tête, comme le lui écrivait un de ces pauvres patients. A la longue, cette situation d'esprit les énerve, les irrite et ils arrivent à se prendre en dégoût comme ils croient dégoûter les autres.

En dernier lieu les complications les plus graves: fistules nombreuses, vastes décollements, abcès, phelgmons péri-rectaux viennent encore aggraver l'état déjà si déplorable de ces malheureux et les conduisent lentement à une terminaison fatale, soit par consomption simple, soit par complication de tuberculose pulmonaire à marche plus ou moins rapide, soit par une péritonite mortelle se déclarant à la suite d'une perforation rectale ou de l'ouverture dans le péritoine d'un abcès péri-rectal.

II.

Des différentes méthodes appliquées
au traitement des rétrécissements du rectum.

Avant Desault, les chirurgiens étaient désarmés en présence des rétrécissements du rectum ; on n'avait contre eux ni règle nettement formulée, ni thérapeutique rationnelle. Aujourd'hui on emploie contre cette affection les méthodes suivantes : dilatation graduelle, dilatation brusque ou divulsion, cautérisation, rectotomie interne, rectotomie externe.

Dilatation graduelle. — C'est Desault qui, suivant le précepte de Morgagni et de Petit, considérant tous les rétrécissements comme syphilitiques, a employé le premier la dilatation au moyen de mèches enduites de substances médicamenteuses. Dans le principe, les mèches ne lui servaient qu'à appliquer les spécifiques sur le rétrécissement, mais il s'aperçut bientôt que les résultats étaient tout aussi satisfaisants quand on n'employait que de simples mèches. L'opinion, en faveur à cette époque, admettait que les mèches déterminaient des phénomènes d'irritation à la suite desquels le tissu cicatriciel se ramollissait et pouvait être résorbé. Demarquay, naguère encore, dans les cas de rétrécissements syphilitiques, employait les mèches dont il ne recherchait que l'action de présence. Après les mèches, on employa les bougies et les sondes, surtout en Angleterre.

On a beaucoup vanté cette méthode de traitement, et on en a considérablement exagéré les résultats. La discussion qui eut lieu à la Société de chirurgie, en 1873, tend à démontrer que la dilatation graduelle n'est qu'une méthode palliative n'ayant jamais procuré une guérison complète. Colles a écrit à ce sujet, dans le *Dublin hospital Reports* : « J'ai particulièrement dirigé mon attention sur l'usage des bougies, et je dois avouer franchement que je n'ai pas été assez heureux jusqu'ici pous obtenir une seule guérison durable ; je n'ai pas eu non plus la bonne fortune de rencontrer un seul cas de succès obtenu avec cette méthode par d'autres chirurgiens sur des malades que je susse de source certaine atteints de rétrécissements. »

Rusch déclare : « Quoique j'aie pu améliorer le sort d'un grand nombre d'individus, je n'ai jamais eu le bonheur d'en voir guérir un seul. »

Les résultats, on le voit, ne sont pas brillants, et, de plus, il y a des accidents à redouter.

M. W. Allingham (*op. cit.*, 163) pense qu'il est souvent nuisible de maintenir longtemps une bougie dans un rétrécissement. « Je crois, dit-il, qu'il y a rarement du profit à la laisser plus de vingt-quatre heures. Elle provoque la suppuration, et une ulcération peut très-bien s'ensuivre ; vous n'obtenez pas ici les mêmes résultats heureux que dans les rétrécissements de l'urèthre. »

Ajoutons que rien n'est plus dangereux que de confier aux malades le soin de se catéthériser eux-mêmes. Il existe un assez grand nombre de cas de mort survenue dans ces circonstances, les malades ayant perforé leur rectum.

Dilatation forcée ou divulsion. — La divulsion se fait au moyen d'instruments plus ou moins compliqués, dont nous n'avons pas à nous occuper, ou simplement avec les doigts, quand le rétrécissement ne siége pas très-haut. Rien n'est plus dangereux que cette méthode, car : 1° elle inflige aux patients des douleurs atroces ; 2° elle expose aux inflammations diffuses, aux fusées purulentes, à la péritonite ; 3° enfin, on a même observé dans ces circonstances des hémorrhagies se montrant après la sortie du corps dilatant, hémorrhagies d'autant plus redoutables, qu'elles ont ordinairement leur source au-dessus du point rétréci. Du reste, les exemples dans lesquels l'emploi de cette méthode a été suivi de mort, ne sont pas rares. Ainsi M. Verneuil a rapporté, à la Société de chirurgie, l'histoire d'une malade qui mourut à Lariboisière, après une sixième séance de divulsion. Elle avait très-bien supporté les cinq premières, la sixième fut suivie d'une péritonite mortelle. **M. Trélat,** après des manœuvres analogues, a vu survenir les complications les plus fâcheuses, qui lui firent dire à la Société de chirurgie : « Je ne ferai plus jamais de dilatation brusque dans aucun cas de rétrécissement du rectum. »

M. W. Allingham (*op. cit.*, 163) rapporte une observation dans laquelle, employant le dilatateur de Todd contre un cas de rétrécissement, il eut à combattre une hémorrhagie grave qu'il ne parvint à arrêter que par le tamponnement du rectum.

Les manœuvres digitales ne doivent pas inspirer plus de sécurité que les instruments dilatateurs. M. Chassaignac a déterminé des accidents phegmoneux graves, et M. Verneuil a perdu deux malades chez lesquels la dilatation avait été tentée seulement à l'aide des doigts. Un accident analogue serait arrivé à M. Lannelongue d'après M. Pinguet. (*Thèses de Paris,* 1873.)

Les dangers que fait encourir la dilatation forcée ne sont pas compensés par des chances suffisantes de guérison radicale, pour qu'il soit licite d'y exposer les malades.

Toutefois la dilatation, qui est une variété de rectotomie qu'on pourrait vraiment appeler palliative, doit être conseillée lorsqu'il s'agit d'oblitération de l'extrémité inférieure du rectum ; mais dans ce cas on a la prétention de soulager seulement tout ce qui est relatif aux différents rétrécissements, mais non de les guérir.

Cautérisation. — Nous ne parlerons de la cautérisation que pour la repousser ; car chez tous les malades que l'on a pu suivre, on a constaté la récidive consécutive, avec aggravation progressive. Ce qui doit encore s'opposer à son emploi, ce sont les épouvantables douleurs qu'elle fait éprouver au malade. D'après M. Verneuil, elle a fait son temps, et c'est avec raison que M. Chassaignac l'a passée sous silence dans son *Traité de médecine opératoire.*

Rectotomie interne. — Pendant de longues années, la rectotomie interne, suivie de manœuvres de dilatation, fut la seule opération mise en usage par nombre de praticiens. Desault avait déjà recours à la rectotomie interne, puisqu'il inventa pour la pratiquer un coupe-bride particulier. Mais lorsque Hawkins déclara que la rectotomie interne était la méthode traditionnelle de l'hôpital Saint-Georges, à Londres, on vit apparaître un nombre considérable d'instruments destinés à sectionner les rétrécissements du rectum. Les uns se servent du lithotome caché, les autres du bistouri herniaire de Cooper. Amussat a aussi inventé un rectotome et un scarificateur ; M. Tillaux, de son côté, se sert d'un rectotome de son invention ; il y a encore l'ingénieux instrument de Rigaud ; d'autres enfin emploient simplement un bistouri boutonné. La rectotomie interne se fait de plusieurs façons : 1° on sectionne le rétrécissement dans toute son épaisseur, en dépassant les limites de l'intestin ; 2° on se borne à inciser seulement les tissus cicatriciels, sans diviser complétement les parois de l'intestin ; 3° on incise une partie du rétrécissement ; 4° on pratique le débridement multiple à l'aide de petites incisions superficielles plus ou moins nombreuses, suivant les circonstances.

En résumé, ces différentes manières de pratiquer la rectotomie interne peuvent se réduire à deux. Quel que soit l'instrument dont on se serve, on a toujours pour but d'inciser le rectum, et suivant que cette incision sera plus ou moins profonde, on aura une grande rectotomie interne et une petite rectotomie interne. On fait donc pour le rectum, ce que l'on fait pour l'urèthre ; et de même qu'il y a deux uréthrotomies internes, la grande et la petite, il y a aussi deux rectotomies internes, la grande et la petite. Dans cette dernière, on coupe simplement la bride cicatricielle, et pour cela, elle mériterait plutôt le nom de coarctotomie ou de stricturotomie. Dans la grande rectotomie interne, on incise la paroi indurée dans toute son étendue, de telle façon que l'instrument tranchant repose sur le tissu cellulaire sain. Le pronostic et l'efficacité de ces deux sortes d'opérations sont tout à fait différents. Dans la petite rectotomie interne, une fois la bride coupée, les deux lèvres de la plaie s'écartent, il est vrai, mais comme elles sont en contact par leur base, elles ne tardent pas à se réunir de nouveau, du moins en grande partie, et l'opération se trouve n'avoir pas eu un grand résultat. Ce n'est pas à dire que cette opération ne soit très-utile, et M. le professeur Verneuil l'adopte volontiers; mais elle a un inconvénient, c'est celui de n'être pas radicale; son mérite est de faire cesser les accidents et de permettre ensuite de recourir à la dilatation, laquelle, continuée, rendra les plus grands services et pourra même donner des résultats durables. Le second procédé, la grande rectotomie interne, tend au contraire à rétablir l'ampliation permanente du canal rétréci.

C'est à Ribard que l'on doit de bien connaître la physiologie pathologique de la grande uréthrotomie. Il sectionne la bride jusque sur le tissu cellulaire sain, et écarte ensuite les bords de la solution de continuité. Les deux lèvres écartées, il se fait une cicatrice nouvelle, reposant sur le tissu conjonctif sain, cicatrice qui, par le fait même, pourra être souple, et le canal de l'urèthre pourra être extensible. Telle est la théorie de Ribard, et elle est très-soutenable. Après la grande uréthrotomie interne, on a pu avoir des guérisons définitives; mais en revanche, elle est beaucoup plus dangereuse que la petite. Elle expose surtout aux hémorrhagies et réunit toutes les conditions nécessaires, tant pour une infiltration sanguine que pour une infiltration urineuse.

L'analogie, cependant, n'est pas parfaite entre le rectum et l'urèthre. L'urèthre est beaucoup plus malléable; on peut le dilater à son aise et y introduire des corps étrangers, tandis que le rectum supporte très-mal, et les corps étrangers, et la dilatation. De là résulte que, si l'on se contente d'une petite incision, on n'aura pas fait courir de grands dangers au malade ; mais en revanche on n'aura abouti à rien. L'incision, au contraire, prolongée jusqu'au tissu cellulaire péri-rectal, est très-périlleuse ; d'abord parce que la paroi rectale est très-vasculaire, que les hémorrhagies y sont très-difficiles à arrêter, contrairement à l'urèthre où la glace, un peu de compression, en ont facilement raison. Resterait le tamponnement du rectum ; mais c'est la chose la plus dangereuse qui existe. Le sang, en effet, s'accumule sur le tissu cellulaire péri-rectal, s'infiltre dans l'énorme espace celluleux qui sépare la paroi postérieure du rectum, du sacrum et du coccyx, et se répand dans le petit bassin. Alors se développent des inflammations diffuses qui se propagent avec une extrême rapidité au péritoine lui-même.

Sans doute, dans l'uréthrotomie, les urines peuvent devenir ammoniacales, putrides ; elles peuvent s'infiltrer dans le tissu conjonctif, mais ce n'est pas un accident mortel, puisque le bistouri en a raison. La seule chose fâcheuse est qu'on a transformé l'uréthrotomie interne en uréthrotomie externe, et qu'on a du sphacèle. Il n'en est pas de même du sang putréfié, de l'infiltration stercorale et gazeuse, des matières putrides qui s'accumulent dans l'excavation pelvienne ; il en résulte des phlegmons gangréneux, des infiltrations qui amènent souvent la mort dans les deux ou trois jours. Rien de plus grave, en effet, que les phlegmons du petit bassin. (Voy. *Observation I*, p. 37).

Rectotomie externe. — La rectotomie externe a pour but d'inciser le rectum de dehors en dedans. Elle comprend deux procédés : dans le premier, celui de M. Panas, l'incision est faite au moyen du bistouri, tandis que dans le second, celui de M. Verneuil, l'incision est faite à l'aide du thermo-mo-cautère, du galvano-cautère ou de l'écraseur linéaire. Ce second procédé constituant la rectotomie linéaire, sera l'objet d'un chapitre particulier.

Dans le premier procédé, on divise en même temps, et le rétrécissement, et le sphincter de l'anus dans toute son épaisseur, de façon à produire une vaste plaie triangulaire, dont on peut diriger la cicatrisation, qui se fait à ciel ouvert. Il est difficile de dire à quelle époque remonte cette méthode, car nombre de chirurgiens l'ont sans doute employée sans la connaître, en opérant des fistules à l'anus compliquant des rétrécissements. Généralement, on attribue à Stafford sa première application ; mais il n'y a rien de précis à ce sujet, et la rectotomie externe n'avait pas encore une place bien définie dans la chirurgie opératoire, quand, vers 1865, Nélaton la pratiqua en présence de M. Panas, qui le premier établit les règles de cette opération. C'est donc à ce chirurgien que revient l'honneur d'avoir fait renaître de nos jours la rectotomie externe.

Voici la description qu'il en donne :

« La malade étant chloroformée et couchée sur le dos, on ramène le bassin sur le bord de la table d'opération, et l'on confie les cuisses, préalablement fléchies sur le bassin, à deux aides ; l'index de la main gauche est alors introduit dans le rectum, jusqu'au rétrécissement, et sert de guide à un bistouri boutonné qu'on introduit à plat et qui est ensuite tourné, avec le tranchant, en arrière, à l'effet de diviser, aussi exactement que possible sur la ligne médiane, toutes les parties molles. L'incision ainsi faite est d'autant plus profonde qu'on l'approche davantage de la peau, de façon à représenter un large canal infundibuliforme, dont le sommet correspond au rétrécissement désormais rendu visible, surtout en faisant tirer, par les aides, les lèvres de la plaie en bas et en dehors. Rien de plus facile alors que d'introduire le bistouri dans le rétrécissement qu'on incise également en arrière, de la quantité exactement voulue pour y passer librement le doigt d'abord, et une canule de deux centimètres de diamètre ensuite, qu'on laisse le plus longtemps possible. »

On peut adresser à cette opération de graves reproches. Tout d'abord, nous appuyant sur l'autorité de MM. Verneuil et Chassaignac, nous dirons qu'il nous paraît tout au moins téméraire de fendre au bistouri un organe aussi vasculaire que le rectum. L'hémorrhagie est fréquente à la suite de l'incision interne ; l'hémostase n'est pas toujours

possible par les moyens les plus simples, la ligature n'étant pas pratiquable, le tamponnement
souvent fort difficile et intolérable pour le malade,
de sorte qu'on est parfois obligé de recourir au
perchlorure de fer, qui peut provoquer des accidents très-graves. En outre, ce procédé expose
aux phlegmons péri-rectaux, à la lymphangite et à
l'érysipèle, comme les opérations de fistules anales
qui lui sont très-analogues; de plus, il demeure
inefficace sans la dilatation consécutive, quand
l'incision n'amène pas l'écartement des lèvres,
comme cela arrive dans les indurations épaisses.
Quant à l'incontinence des matières, complication
fréquente de cette méthode, il n'y a pas à s'en
préoccuper, puisqu'elle n'est que momentanée.

Les observations relatives à la rectotomie externe par l'instrument tranchant, sont encore peu
nombreuses. Nous ne dirons rien des deux faits de
Stafford, au sujet desquels il peut exister quelques
doutes. Les trois observations de Nélaton et de
M. Panas, ne sont pas très-encourageantes ; mais
il appartient à la vérité de dire que les cas n'étaient
pas favorables.

Cette opération a été pratiquée depuis par M. le
docteur Georges Poinsot, sur une dame dont il
rapporte l'observation dans les termes suivants
(M. W. Allingham, *op. cit.*, note p. 168) : « J'ai pra-
tiqué, il y a deux ans, cette opération (la rectotomie externe à l'aide du bistouri) sur une dame d'un
âge moyen ; il ne s'ensuivit aucun accident, bien

que le rétrécissement fût assez élevé et la perméabilité du canal, très-rétrécie au moment de l'opération (il admettait à peine un manche de porteplume), s'est maintenue parfaite jusqu'à ce jour. La plaie a manifesté une tendance toute particulière à prendre le caractère de l'ulcération ; j'eus toutes les peines du monde à obtenir la cicatrisation partielle de l'incision que j'avais faite ; elle persistait au bout de deux ans ; elle s'amenda sous l'influence de différents moyens ; mais la malade se fatigua et refusa d'accepter le traitement par la diète lactée que je lui proposais. » M. Daniel Mollière (*Traité des maladies de l'anus*, page 337) assure que cette opération a été pratiquée avec succès, et dans plusieurs circonstances, en Angleterre, à l'hôpital Saint-Mark. Cependant, il y a lieu d'attendre de nouveaux faits avant de se prononcer ; mais il est probable qu'ils ne se produiront pas, car la plupart des chirurgiens semblent disposés à abandonner aujourd'hui cette opération pour la rectotomie linéaire.

III

Rectotomie linéaire.

C'est en 1863, que M. Verneuil pratiqua pour la première fois, la rectotomie linéaire à l'aide de l'écraseur linéaire. M. Chassaignac a bien essayé, à la Société de chirurgie, de revendiquer cette méthode comme lui appartenant; on comprend, en effet, que ce chirurgien soit disposé à considérer comme sien tout ce qui se rattache à l'écraseur; mais la rectotomie linéaire n'en est pas moins la méthode de M. Verneuil, et personne, aujourd'hui, ne la lui conteste.

Elle consiste à inciser le rectum verticalement sur la ligne médiane postérieure. Datant à peine de 1863, elle a déjà subi de grandes modifications qui n'ont fait qu'ajouter à sa bénignité. Il y a dans cette opération deux procédés : l'un au lieu de nécessité, lorsque des fistules mucoso-cutanées s'ouvrent au-dessus de l'obstacle, l'autre au lieu d'élection, quand aucune fistule de cette nature ne complique le rétrécissement.

Cette opération a été d'abord pratiquée à l'aide de l'écraseur linéaire, mais jamais avec le bistouri. Voici le manuel opératoire de l'un et l'autre procédé.

Dans le premier, M. Verneuil choisit, pour guider la chaîne de l'écraseur, l'un des trajets fistuleux les plus rapprochés de la ligne médiane postérieure, à la condition toutefois qu'il débouche supérieurement au-dessus du point rétréci. Mais ce sont la situation et le trajet de ces fistules qui déterminent, en général, le point sur lequel porte la section du rectum. Une petite bougie conduite dans le canal fistuleux au-dessus du rétrécissement et ramenée ensuite à l'anus, par l'index introduit dans l'intestin, sert à faire pénétrer la chaîne de l'écraseur. Cela fait, on sectionne verticalement la paroi rectale de haut en bas, de manière que la division entame le rétrécissement dans toute son épaisseur et surtout dans toute sa hauteur, y compris même, si faire se peut, quelques millimètres de la paroi saine, à la limite supérieure de l'obstacle.

Dans les rétrécissements compliqués de plusieurs fistules, il choisit autant que possible, pour conduire la chaîne, le trajet le plus direct; mais si les indurations des parties latérales remontent trop haut et si le rétrécissement est plus franchissable en arrière, il laisse de côté les trajets fistuleux et se comporte comme nous l'indiquons dans les cas où il n'y a pas de fistules.

Si toutes les fistules débouchent au-dessous du
rétrécissement, il n'hésite pas à prolonger artifi-
ciellement le trajet de l'une d'entre elles, jusqu'au-
dessus de lui, ce qu'il fait avec une forte sonde
cannelée, un trocart courbe, ou une forte aiguille
à manche et garnie d'une pointe mousse, entraî-
nant avec elle un gros fil passé dans son chas, fil
que le doigt indicateur gauche va chercher dans
le rectum et dont l'un des chefs est ramené par
l'anus, tandis que l'autre, auquel est fixée la
chaîne de l'écraseur, entraîne celle-ci à travers le
trajet fistuleux. C'est là le temps le plus difficile
de l'opération ; il est d'autant plus laborieux que
le rétrécissement est plus élevé, qu'on est obligé
de se frayer une voie artificielle à travers une
paroi rectale indurée et résistante pour aller chercher la bougie et l'attirer ensuite ; souvent même
elle butte, et dans ces circonstances on passe un
temps infini à tourmenter le tissu pathologique.

Dans le second procédé, où le rétrécissement
n'est pas compliqué de fistules, il se sert d'un trocart
courbe pour circonscrire et diviser le rétrécissement. Mais comme il peut choisir le lieu où doit
passer la section, il opère ainsi qu'il suit. Le malade étant endormi dans le décubitus latéral, il
introduit dans le rectum l'indicateur gauche dont
la première phalange, fléchie à angle droit, dé-
passe et accroche le rétrécissement. Alors il plonge
un trocart à travers la peau, à 2 centimètres environ de la pointe du coccyx, sur la ligne médiane,

et vient perforer le rectum sur la pulpe de l'index,
à quelques centimètres au-dessus du rétrécissement. Dans cette manœuvre laborieuse il peut
arriver, si l'on n'y prend garde, chez la femme, de
perforer avec la pointe du trocart la cloison recto-
vaginale. Le trocart retiré, il glisse dans la canule
une bougie fine remontant assez haut dans le rectum et la fait ressortir par l'anus. La canule enle-
vée, cette bougie est remplacée par une chaîne
d'écraseur, et il se comporte absolument comme
dans l'opération ordinaire de la fistule à l'anus.

M. Chassaignac, à propos de cette opération, a
décrit son procédé de l'emboîtement des trocarts;
sans aucun doute il peut être, dans certains cas,
de quelque utilité, mais ici il ne peut que compliquer bien inutilement les manœuvres opératoires.

Cette opération, pratiquée à l'aide de l'écraseur
linéaire, est difficile, très-laborieuse et nullement
innocente, puisque M. Verneuil a déjà eu deux
morts à déplorer, l'une par érysipèle, l'autre par
péritonite. (Voy. Cérou, *Thèses de Paris*, 1875,
n° 390, p. 33, § 4, observ. ix et xvii.) Mais en vertu
de ce principe, que les indications et les contre-
indications opératoires varient lorsque survien-
nent de nouveaux procédés qui, tout en étant plus
efficaces que les premiers, sont aussi plus simples,
il s'est adressé avec confiance et avec succès au
galvano-cautère, au couteau galvanique et non à
l'anse galvanique, qui présente les mêmes diffi-

cultés d'introduction que la chaîne de l'écraseur.

Les procédés opératoires restent les mêmes lorsqu'on emploie le galvano-cautère. Dans le cas de fistules, on opère celle qui se rapproche le plus de la ligne médiane postérieure ; dans le cas contraire, on fait l'incision au lieu d'élection. Il faut diviser couche par couche toute l'épaisseur du périnée, de l'anus au coccyx, y compris la paroi postérieure du rectum, jusqu'à ce qu'on soit arrivé au-dessus du rétrécissement. Cette opération ainsi pratiquée a presque toujours lieu sans perte de sang, considération d'une grande importance lorsque l'on opère sur des malades débilités et anémiés, chez lesquels on a à redouter la moindre hémorrhagie.

Le galvano-cautère, en supprimant la difficulté d'introduction de la chaîne de l'écraseur, a réalisé un grand avantage ; mais le couteau galvanique lui-même est d'un emploi difficile et non exempt de grands inconvéniens dont le plus considérable est son refroidissement dans la plaie. Tout en restant un instrument supérieur, il se trouve être un instrument moins précieux que le thermo-cautère dont l'apparition dans la pratique chirurgicale est récente. Ce dernier, en effet, semble destiné à un avenir très-brillant dans les opérations analogues à la rectotomie. Dans un cas de cancer du rectum M. Verneuil a fait une opération dont il s'est trouvé enchanté ; outre que le procédé opératoire a été d'une simplicité extrême, la quantité de sang perdu a été très-minime, à peine une cuillerée à bouche.

Les procédés opératoires sont les mêmes, qu'on se serve soit du galvano-cautère, soit du thermo-cautère. Quels que soient les avantages que présente ce dernier instrument, on peut encore, comme le conseille M. Tillaux, s'il est possible d'atteindre avec le doigt la limite supérieure du rétrécissement, opérer de préférence avec l'écraseur linéaire de M. Chassaignac ou bien avec l'anse galvanique. Quand on pratique la rectotomie linéaire, on doit, suivant les conseils de M. Verneuil, faire une opération aussi radicale que possible, c'est-à-dire avoir soin de couper la coarctation dans toute son étendue. Autrefois on indiquait de débrider, dans la même séance, tous les trajets fistuleux qui venaient s'ouvrir au-dessous du rétrécissement, et dans le cas où ces incisions nécessitaient de trop grands délabrements, on remettait à un autre jour l'incision du rétrécissement lui-même. Aujourd'hui pareil conseil est complétement superflu; car il est démontré qu'il suffit d'opérer le rétrécissement seul pour que toutes les fistules qu'il entretient guérissent d'elles-mêmes. Deux préoccupations doivent seulement tenir en éveil l'esprit de l'opérateur : celle de ménager des portions de peau ou de muqueuse saines, à l'abri de la cautérisation, pour éviter les rétrécissements cicatriciels consécutifs, et celle de prévenir, par le repos absolu, la glace, la diète et les opiacés, la réaction inflammatoire et ses suites graves du côté du péritoine ou du tissu cellulaire. La section du rétrécissement opérée, et une section unique suffit le plus souvent, on se contente de placer quelques plumasseaux de charpie sèche ou des compresses mouillées sur la plaie. On ne met jamais de mèche ni de canule dans le rectum, à moins que la section de l'écraseur n'ait pu comprendre toute l'épaisseur du rétrécissement et qu'il n'y ait tendance au resserrement, comme cela arrive, quand on s'est servi, pour conduire la chaîne, d'un trajet s'insinuant à travers l'épaisseur de l'obstacle et ne circonscrivant point sa face externe. A partir du deuxième ou troisième jour, on fait deux ou trois fois dans les vingt-quatre heures des irrigations douces avec l'eau chlorurée, alcoolisée ou phéniquée, et au bout d'une semaine la plaie est vermeille et du plus bel aspect. Une légère cautérisation des bords de la solution de continuité, faite à l'obstacle, enleverait toutes les craintes de réunion immédiate, s'il pouvait en exister après une section obtenue à l'aide de l'écraseur linéaire ou du thermo-cautère. Le soulagement est rapide et très-marqué, et la cicatrisation est complète après deux ou trois mois.

Les considérations théoriques de M. Verneuil sur cette opération, si bien décrite et mise en valeur par ce chirurgien, les nombreuses applications pratiques qui en ont été faites, les nouvelles facilités et la sécurité plus grande offerte par le thermo-cautère, comme instrument de division, les heureux résultats obtenus, tout enfin tend à donner à la rectotomie linéaire, non-seulement comme opération préliminaire, mais même comme opération définitive, une place capitale dans le traitement des rétrécissements.

Cette méthode est également applicable à l'ablation des cancers et à l'extirpation partielle plus ou moins étendue du rectum. Les hémorrhagies, l'infection purulente si redoutable à la suite des rectotomies par l'instrument tranchant, seront désormais tout à fait exceptionnelles, aujourd'hui que nous savons tirer un si utile parti des nouveaux moyens de diérèse dont les progrès de la science ont armé nos mains. L'association de l'écraseur linéaire au couteau galvanique ou au thermo-cautère, permet d'instituer et de régler la rectotomie linéaire, pour le traitement du rétrécissement du rectum, et on peut dire que la mise en pratique de ces moyens isolés ou combinés, caractérise une ère nouvelle pour cette opération naguère encore fort difficile et, surtout très-laborieuse.

Cette opération, en effet, présente de très-grands avantages sur celles qui ont été mises en usage jusqu'ici contre les rétrécissements du rectum. On ne peut pas lui imputer l'insuffisance de la petite rectotomie interne ; et d'un autre côté elle n'expose pas aux hémorrhagies primitives, aux infiltrations sanguines, gazeuses, stercorales, aux phlegmons

gangréneux, accidents terribles de la grande rectotomie interne.

La seule opération qui puisse soutenir un paral-
lèle avec elle, c'est la rectotomie externe de M. Panas. Laquelle mérite la préférence? Quelques
praticiens peut-être préféreront le procédé de
M. Panas, qui se contente de débrider l'anus et
d'inciser ensuite le rétrécissement seul, en évitant
de sectionner l'intestin et d'atteindre le tissu cellulaire pelvien ; car ils n'oseront croire à l'innocuité
absolue de la section du rectum dans son entier.

Le plus grand nombre cependant, à la pensée des
accidents graves qu'on observe parfois à la suite de
la section du sphincter avec le bistouri, et considérant non-seulement le peu de gravité, mais encore
les avantages incontestables de la rectotomie linéaire, donnera la préférence à ce dernier procédé,
qui n'expose pas aux absorptions putrides, à l'hémorrhagie, et qui dispense de l'emploi de ces
canules ou de ces mèches volumineuses que les
malades ne peuvent tolérer. Le choix ne peut être
difficile et l'efficacité de la rectotomie linéaire est
aujourd'hui incontestable comme nous le montre la
statistique que nous donnons plus bas. On doit
donc voir aujourd'hui dans cette dernière opération la réalisation d'un très-grand progrès chi-
rurgical ; elle doit entrer dans la pratique comme
une opération radicale. Non-seulement elle a
l'immense avantage de rendre à l'intestin un

calibre suffisant pour permettre l'exécution facile des fonctions rectales, mais même celui de
rendre aux parois de l'intestin leur souplesse
et leur structure anatomique presque nor-
males.

Afin que le lecteur puisse juger par lui-même
les résultats avantageux que procure la rectotomie
linéaire, nous plaçons immédiatement sous ses
yeux huit observations nouvelles et trois observations anciennes que nous avons pu compléter.

IV

Observations.

OBSERVATION I. — *Rétrécissement rectal opéré d'abord par la rectotomie interne. — Accidents formidables conjurés grâce à la rectotomie linéaire, — Guérison.*

Marie, D., âgée de 39 ans, journalière, entre le 10 avril 1877, au n° 10 de la salle Saint-Augustin, hôpital de la Pitié, service de M. Verneuil.

Elle est malade depuis dix ans. Pendant sa jeunesse elle avait des hémorrhoïdes ; elle a eu une fièvre typhoïde vers huit ans, une fluxion de poitrine à 12 ans et depuis cette époque elle s'enrhume facilement. Elle accouche pour la première fois à 16 ans et demi ; à 19 ans elle acccouche de nouveau dans le service de M. Gosselin. C'est vers cette époque qu'elle a contracté la syphilis. Elle souffre actuellement d'un rétrécissement remontant à cinq ans et pour le traitement duquel on se contenta de simples cautérisations au nitrate d'argent qui furent plutôt propres à aggraver le mal. Dès ce moment les troubles ont été grandissant ; la malade est devenue dyspeptique et a été souvent tourmentée de coliques. Les selles sont devenues de plus en plus difficiles, et les matières primitivement dures, grosses et desséchées, devinrent bientôt petites. Il sortait du pus avant et pendant l'expulsion du bol fécal. Depuis trois ans des douleurs vives et atroces se font sentir

avant, pendant et après la défécation, et sa santé a beaucoup
dépéri depuis.

Au moment où elle se présente à l'hôpital, la région anale
est saine, sauf une fissure qu'on remarque dans un des plis
postérieurs. Jusqu'à deux centimètres de l'orifice anal, le doigt
ne rencontre rien d'anormal, mais au troisième centimètre
il est arrêté par une bride transversale, annulaire, qu'il
ne franchit qu'avec peine ; au-dessus et au-dessous de
cette bride, sorte de diaphragme qui a une épaisseur de sept
à huit millimètres, et qui est mobile, la muqueuse est saine,
contrairement à ce que l'on voit dans le syphilome rectal, où
la muqueuse épaissie sur une grande étendue forme de longues colonnes charnues qui vont se rapprochant jusqu'au
niveau du point rétréci.

M. Verneuil trouve ce cas relativement simple et pense qu'il
suffira d'une thérapeutique réservée. Le 20 avril, il pratique donc la rectotomie interne au moyen du thermo-cautère.

Le soir de l'opération l'état de la malade est mauvais; il y a
de l'inappétence, une soif vive, des douleurs à l'anus; le thermomètre marque 39°,4.

Le lendemain 21, il survient un malaise considérable qui
va toujours croissant, le thermomètre finit par arriver à 40°.
Ce qui frappe le plus, c'est un air d'égarement, d'agitation,
de stupeur, accidents qui malheureusement indiquent toujours
en pareil cas des complications redoutables tels que phlegmons
gangréneux par infiltration.

Le 22 avril (empérature 38°,6 — 39°,2). La fièvre continue
et la température reste élevée.

Le 23 avril (température 38° — 39°,4). On constate une
tuméfaction considérable de la région anale ; la fesse droite
est rouge sur une grande étendue, la fesse gauche l'est également, mais la rougeur est plus circonscrite ; les ganglions de
l'aine sont engorgés. Est-ce un érysipèle, est-ce un phlegmon ?
La percussion en faisant percevoir l'infiltration gazeuse ap-
prend bien vite qu'il s'agit d'un phlegmon de la fosse ischio-
rectale droite. En présence de cet accident qui emprunte un
caractère spécial de gravité à la manière dont il s'est produit,

il n'y a pas à hésiter. Il faut agir de nécessité et sur-le-champ
ouvrir largement pour combattre et empêcher l'infiltration
gazeuse et l'infiltration purulente ; en un mot, il faut remplir
les indications qu'exige la circonstance.

M. Verneuil pratique une longue incision, s'étendant jusqu'à la pointe du coccyx, près de la fesse droite, et introduit le
thermo-cautère jusque dans le rectum ; il applique sur la
fesse quatre ou cinq pointes de feu. Des injections d'eau phéniquée sont faites de tous les côtés en même temps que des
pulvérisations ; un pansement antiseptique est appliqué en
permanence.

Il est à peine besoin de dire que cette femme est en très-
grand danger ; et cependant toutes les précautions ont été
prises ; grâce au thermo-cautère on a perdu très-peu de sang ;
pour faciliter l'évacuation des gaz et empêcher l'infiltration on
a laissé en place une grosse sonde en caoutchouc rouge ; dans
une région aussi anfractueuse on a bien pu empêcher l'infiltration que l'on redoutait tant, mais il en est résulté un phlegmon des plus graves.

Les jours suivants la fièvre a disparu, la température a suc-
cessivement diminué et le30 avril le thermomètre n'arrivait
plus qu'à **37°**.

Après l'opération la malade n'a pu aller à la selle sans purgatif : les matières étaient petites et dures, mais les garde-
robes furent seules douloureuses. On prescrivit de la tisane de
graine de lin. L'incontinence des matières qui s'était dé-
clarée après la rectotomie, diminua peu à peu et dura à peine
trois semaines.

Le 2 juin, la cuisse et la fesse sont souples, les cicatrices
semblent dépouillées de feu et sont rougeâtres. Comme trace
de la rectotomie linéaire il existe une plaie antérieure et une
plaie postérieure d'environ trois centimètres à partir de la
commissure antérieure. Au toucher le doigt constate la souplesse absolue de la fosse rectale dans toute la moitié antérieure de la circonférence rectale ; la moitié postérieure
présente, au contraire de 1 — 1 1/2 centimètre d'épaisseur ;
Cette induration correspond par conséquent à la région de la
plaie médiane Au-dessus, la muqueuse rectale est absolument

souple : on pourrait aisément introduire deux doigts au niveau du point rétréci.

La plaie intérieure n'est pas encore cicatrisée, aussi le toucher rectal est-il très-douloureux ; pour éviter de procurer de la douleur, il faut suivre la paroi rectale antérieure. Tout porte à croire qu'il se formera au niveau de l'anus un léger rétrécissement en forme de croissant à concavité antérieure.

Le même jour, 2 juin, la malade est partie au Vésinet

Cette observation est bien propre à nous montrer les conséquences terribles de la rectotomie interne complète, tandis qu'avec la rectotomie linéaire, il y aurait eu à peine un peu de malaise. Pour avoir voulu faire une de ces opérations qui s'appellent parcimonieuses, on a compromis la vie d'une malade et, quoi qu'on ait fait, il a fallu enfin pratiquer la rectotomie linéaire, c'est-à-dire faire en dernier lieu ce par quoi on aurait dû commencer. Ce serait se faire illusion de croire que ces accidents sont dus au manque de précautions nécessaires pour les prévenir et les combattre. Quand nous voyons ces complications terribles, les hémorrhagies, les phlegmons, les infiltrations arriver à M. Verneuil lui-même, après avoir pris toutes les mesures possibles pour les éviter, il nous est bien permis de considérer qu'elles résultent de l'opération elle-même. La rectotomie interne a été non-seulement inutile, mais encore dangereuse ; elle a eu pour résultat immédiat d'augmenter l'inflammation et l'induration des tissus, et de retarder ainsi la guérison qui s'est fait longtemps attendre.

Bservation II. — *Rétrécissement par syphilome rectal. —
Rectotomie linéaire, — Guérison.*

La nommée H.... est entrée le 2 septembre 1876, à l'hôpital de la Pitié, salle Saint-Augustin, service de M. Verneuil.
Elle est âgée de trente-un ans. Réglée à quinze ans et demi,
ele n'a jamais eu d'enfant, ni fait de fausse-couche. Aucune
maladie grave antérieure, si ce n'est quelques douleurs dans
les jointures qui ont rapidement disparu après un court séjour.
à l'hôpital.

Actuellement cette malade se plaint de difficultés très-grandes pour aller à la selle. Ces difficultés remontent à deux ou
trois ans et sont toujours allées en augmentant. Outre la douleur, les garde-robes étaient souvent accompagnées de pus
et plus rarement d'une petite quantité de sang. Fréquemment
tourmentée par du ténesme anal et par une constipation de
plus en plus opiniâtre, la malade n'a pas tardé à maigrir, à
perdre ses forces au point qu'aujourd'hui elle se trouve dans
un grand état de faiblesse et d'anémie. Voilà quatre ans
qu'elle n'a plus ses règles, qu'elle perd en blanc. Elle dit n'avoir jamais eu la syphilis, mais comme elle accuse de violents
maux de tête, des douleurs intolérables dans les bras et les
jambes revenant surtout pendant la nuit, M. Verneuil diagnostique un syphilome rectal. Comme traitement elle prend des
bains et deux grammes d'iodure de potassium par jour. Après
un séjour de trois mois, elle quitte la salle et se place infirmière dans l'hôpital.

Le 10 février 1877, elle vient redemander un lit à M. Verneuil. Sa santé est tout à fait délabrée, et les symptômes de
rétrécissement n'ont cessé d'augmenter. Au toucher on constate un syphilome rectal, remontant·à cinq centimètres, dépassant l'ampoule rectale et développée principalement au
niveau de la cloison recto-vaginale où une fistule recto-vaginale
s'est formée par ulcération du produit de nouvelle formation.

Le 26 février suivant, M. Verneuil pratique l'opération de
la rectotomie linéaire au moyen du thermo-cautère. Bien qu'at-

teignant 6-7 centimètres, l'incision ne donna que très-peu de
sang. Le soir de l'opération, la malade ressentit quelques
frissons, sa température monta à 39°, mais les jours suivants
la fièvre diminua graduellement et le huitième jour elle avait
complétement cessé. La première selle n'eut lieu que le cin-
quième ou le sixième jour de l'opération et l'incontinence des
matières ne dura guère que trois semaines.

Le 10 mai, elle sortait complètement guérie.

Cette personne, que nous avons revue le 20 juillet
dernier, continue de se bien porter , ses selles, régulières, faciles et quotidiennes, s'accomplissent
sans douleur; seulement, quand elle a fatigué plus
que d'habitude, elle remarque que son linge est
taché par un peu de pus. Le doigt pénètre facilement dans le rectum, non toutefois sans détermi-
ner un peu de douleur; il constate une induration
persistante des parois de l'intestin au niveau du
rétrécissement.

OBSERVATION III. — *Rétrécissement du rectum probablement de
nature inflammatoire. — Rectotomie linéaire. — Guérison.*

Le 26 mai 1877 est entrée dans le service de M. Verneuil
à la Pitié, salle Saint-Augustin, n° 13, Mme M., âgée de 37 ans.
Elle a toujours habité Paris. Atteinte de la rougeole vers l'âge
de 6 ou 7 ans, elle n'a eu aucune maladie grave, ni jamais
présenté aucun symptôme de scrofule ou de rhumatisme. Elle
fut réglée à l'âge de 13 ans et depuis ses menstrues ont été
très-abondantes durant huit et même quinze jours. Elle s'est
mariée à 15 ans et demi. Six mois après elle fit une fausse-
couche, qui fut suivie d'une perte de trois mois. Ses règles
revinrent alors comme par le passé. A l'âge de 23 ans elle eut

une seconde perte qui dura six mois. Après cette perte les menstrues revinrent régulièrement et ne durèrent plus que trois ou quatre jours. Devenue veuve à l'âge de vingt ans, elle fut atteinte de névralgies fréquentes et douloureuses, surtout dans ses moments de contrariété, sans toutefois présenter aucun symptôme d'hystérie. A l'âge de 28 ans, pendant l'exposition de 1867, elle eut des rapports anormaux avec un homme, une seule fois, affirme-t-elle. Pendant l'acte elle ressentit de violentes douleurs abdominales et à la suite il survint une légère hémorrhagie. Les douleurs ont continué depuis ; elle a toujours été constipée, et chaque fois qu'elle allait à la selle elle rendait du sang et bien souvent du pus. Au bout d'un an elle consulte un médecin qui la traite pour l'état de faiblesse et d'anémie dans lequel elle se trouvait, et pour sa constipation : elle ne retire pas d'amélioration de ce traitement. En 1872, M. Labbé l'opère d'une fistule. Cette opératiou fut suivie d'une guérison qui se maintint complète pendant une année. Mais en 1873, elle est prise de nouvelles douleurs, la constipation redevient aussi opiniâtre qu'auparavant et elle reste dans cet état jusqu'en 1877, où elle se présente dans le service de M. Verneuil.

Etat local.

La région anale et péri-anale est enflammée et légèrement indurée ; on trouve un grand nombre de fistules, les unes en voie d'activité, les autres en partie cicatrisées. A trois ou quatre centimètres à partir de la vulve et un peu à droite il existe une perforation de la paroi recto-vaginale, qui constitue ainsi une fistule recto-vaginale, d'une largeur moyenne donnant facilement entrée à la sonde utérine. On remarqne de plus à gauche et en avant une fistule borgne externe, à droite et en arrière une fistule complète à trajet long et indirect venants'ouvrir au-dessus du rétrécissement ; au toucher rectal le doigt perçoit un retrécissement peu considérable, siégeant à trois centimètres ou trois centimètres et demi, remontant à une hauteur de un centimètre environ et occupant toute la circonférence de la paroi rectale. Le 15 juin, M. Verneuil pratique la rectotomie linéaire à l'aide du thermo-cautère. Il pôrte l'instrument de la partie interne du rectum jusqu'à la fistule complète, si-

tuée en arrière et un peu à droite et ensuite sur la fistule
située en avant.

Le soir de l'opération et les trois jours suivants la malade
eut seulement un léger mouvement fébrile et un peu de malaise ; mais le quatrième jour, à la suite d'une vive émotion
occasionnée par les souffrances d'une malade, la fièvre aug-
menta et le thermomètre monta jusqu'à 38°,5 ; cet accident
dura à peine une journée.

Depuis la malade s'est toujours très-bien portée ; l'appétit
est revenu avec les forces ; la santé, qui était mauvaise et délabrée est devenue très-bonne, le 24 juillet, les selles sont faciles et nullement douloureuses ; les plaies ne sont pas encore
complétement cicatrisées ; l'incontinence des matières a duré
trois semaines et ne persiste plus que lorsqu'il y a un peu de
diarrhée. La malade sort de l'hôpital très-bien portante.

OBSERVATION IV. — *Rétrécissement syphilitique. — Opération
par divulsion, pas de résultat. — Rectotomie linéaire, récidive.*

La nommée X., âgée de 24 ans, est entrée à l'hôpital de la
Charité, au commencement du mois de mars 1877, dans le
service de M. Gosselin. Elle est très-mal portante, d'une santé
délabrée, minée par une suppuration rectale établie depuis
trois ans, altérée par une conduite désordonnée et des excès
de tous genres. Ses premières menstrues apparurent à 15 ans
et à 17 ans. Une péritonite se déclara et dura environ six semaines. Elle avoue avoir eu la syphilis, mais ne peut en fixer
exactement l'époque du début. Des éruptions de syphilides
apparurent à plusieurs reprises sur le corps et actuellement
des douleurs ostéocopes se manifestent très-souvent.

La maladie actuelle a débuté par une constipation opiniâtre qui n'a fait qu'augmenter de plus en plus. Elle remarqua,
à cette époque, des condylomes à l'anus; eut à souffrir cruel-
lement de fissures; quand elle se présentait à la selle, elle a
remarqué bien souvent qu'elle rendait du sang et du pus.

Il y a trois ans, elle est entrée à l'hôpital où son rétrécissement fut traité par la dilatation forcée, qui améliora beaucoup son affection. Cette amélioration ne fut que passagère et
le rétrécissement revint quelque temps après. Toutefois elle
supporta ses souffrances jusqu'au mois de mars 1877, époque
à laquelle elle est de nouveau revenue à l'hôpital.

Peu de temps après son entrée, on eut recours aux scarifi-
cations pour traiter son rétrécissement. Mais au bout de quelques jours rien n'était fait, c'est alors que M. Gosselin pratiqua la rectotomie linéaire à l'aide du thermo-cautère. La
malade, qui avant l'opération, éprouvait des douleurs insup-
portables et était tourmentée par des envies fréquentes d'aller
à la selle, se trouva immédiatement soulagée. L'opération
n'eut aucune suite grave : un peu de fièvre, de malaise et
une légère élévation de température pendant trois ou quatre
jours. La malade, se croyant définitivement guérie, a quitté
l'hôpital vers la fin de mai. Malheureusement le rétrécissement revint quelque temps après et aujourd'hui, 10 juillet, il
est redevenu presque tel qu'il était avant l'opération, avec une
suppuration presque aussi abondante. Le rétrécissement situé
à quatre centimètres environ de la marge de l'anus, est plus
épais en arrière, il remonte dans l'intestin à une hauteur d'un
centimètre environ ; sa consistance est ferme et douloureuse.
Il ne permet le passage de l'indicateur qu'avec difficulté.

En somme, la malade n'a pas retiré un bien grand bénéfice
de l'opération. L'état général est devenu de plus en plus
mauvais; les forces ont disparu et l'amaigrissement fait de
notables progrès. La malade éprouve des douleurs dans la
poitrine, des points de côté ; les sommets sont suspects ; en
un mot elle présente les symptômes d'une phthisie commen-
çante.

Dans cette observation, nous n'assistons pas, il
est vrai, aux terribles complications qui accompa-
gnent la grande rectotomie interne, comme nous
en avons un exemple dans l'observation I; mais
aussi la rectotomie interne n'a été suivie d'aucun

résultat. On a fait subir à la malade une opération inutile, et dans ce cas comme dans celui que nous venons de citer, il a fallu recourir à une opération radicale. Nous voyons donc que, dans les cas de rétrécissements du rectum, la chirurgie conservatrice sera la chirurgie la plus radicale ; c'est donc à la rectotomie linéaire qu'il faudra s'adresser.

Chez cette malade, la guérison ne s'est pas maintenue, le rétrécissement s'est reproduit. Doit-on en accuser la rectotomie linéaire ? Nous ne le pensons pas, car il pourrait bien se faire aussi que la section ait respecté une petite portion du tissu induré et ait ainsi laissé subsister, sur un espace fort limité sans doute, mais suffisant pour occasionner encore de la gêne, un anneau rétréci mesurant à peine quelques millimètres de hauteur. D'un autre côté, cette malade, au moment de l'opération, était déjà dans un état de santé déplorable ; de plus, elle a mené une vie tout à fait irrégulière, a fait des excès de tous genres, et même encore maintenant sa conduite est loin d'être bonne. Nous ne pensons pas que l'on doive accuser la rectotomie d'être impuissante à prévenir la phthisie chez elle ; car toute autre personne non atteinte de rétrécissement, mais se trouvant dans des conditions aussi défavorables, peut fort bien devenir également la proie d'une tuberculose.

OBSERVATION V. — *Rétrécissement rectal de nature inconnue.
— Complication de fistules multiples. — Opération par la
rectotomie linéaire. — Guérison.*

Eugénie B., 46 ans, lingère, entrée le 20 août 1874 à Lariboisière, service de M. Tillaux.

Cette femme, de bonne constitution, n'a jamais eu d'en-
fants; fut réglée à 18 ans. Menstruation très-régulière. Il y a
20 ans, à l'âge de 26 ans apparut une fistule située un peu à
droite de l'orifice anal, à la suite d'un abcès. La malade nous
dit avoir eu des hémorrhoïdes avant cette époque. Quand elle
allait à la selle, elle avait des sensations de chaleur et de brû-
lure à l'extrémité inférieure du rectum; un peu de sang s'écoulait parfois et elle sentait, nous dit-elle, comme un bourrelet
qui sortait puis rentrait dans l'anus. Pendant 10 ans, rien de
particulier. La fistule se fermait, se rouvrait, pour se refer-
mer et se rouvrir de nouveau, alternativement, à des inter-
valles plus ou moins éloignés. Se trouvant, à Saint-Pétersbourg, avec une famille, la malade se fit opérer par un chirurgien allemand, en 1864. L'opération fut à peu près inutile. La fistule se reforma de plus belle, nous verrons plus
loin pourquoi.

Il y a 4 ans, c'est-à-dire 15 ou 16 ans après la première fistule, il se forma un abcès sur la fesse gauche, abcès qui donna
naissance à une seconde fistule. Trois mois après, nouvel
abcès près de la ligne médiane, au niveau de la région coccygienne; nouvelle fistule. La malade entra à l'hôpital Saint-
Louis : on diagnostique des fistules de nature osseuse et l'on
ne croit pas devoir tenter d'opération. Une quatrième fistule
apparaît dans cet intervalle sur la fesse gauche derrière la pré-
cédente. Voyant qu'on ne faisait rien pour la guérir, cette
femme quitte l'hôpital Saint-Louis, après y être restée un an,
demeure quelque temps chez elle, puis entre à Lariboisière
dans le service de M. Tillaux.

Etat actuel. On constate à la région périnéale postérieure

quatre orifices fistuleux, deux au niveau de l'ischion gauche, un à droite, tout près de l'anus, un autre plus haut, au niveau de la région coccygienne, rien dans la région périnéale antérieure. M. Tillaux, *a priori* et sans avoir fait encore aucune exploration, nous avertit que dans le cas de fistules multiples et anciennes, il faut toujours penser à un rétrécissement possible du rectum. L'an dernier, M. Verneuil, à la Société de Chirurgie, a lu un mémoire très-intéressant sur ce sujet. On pratique le toucher rectal, en même temps que des stylets sont introduits dans les trajets fistuleux. Le doigt à peine entré dans l'anus, rencontre au niveau de la portion sphinctérienne interne une valvule fibreuse, résistante, occupant seulement la paroi postérieure du rectum ; et immédiatement au-dessus du repli valvulaire, une dilatation ampuliforme où viennent justement converger les extrémités des stylets. M. Tillaux sent que la muqueuse au niveau de cette ampoule est moins lisse, comme érodée. La partie antérieure du rectum est saine. La malade interrogée sur la manière dont elle va à la selle, répond que depuis longtemps, cinq ou six ans environ, elle s'est aperçue que ses garde-robes étaient plus difficiles et que ses matières sortaient plus minces qu'à l'état normal. Elle nous dit aussi qu'elle perdait par l'anus des matières qui tachaient son linge. Il est probable que cet état existait depuis longtemps déjà et M. Tillaux croit que ce rétrécissement est l'unique cause de toutes les fistules. Ceci nous explique comment l'opération, faite à Saint-Pétersbourg n'a pas été couronné de succès. On a combattu l'effet, mais sans enlever la cause. Aussi le rétrécissement persistant, les fistules n'ont fait en quelque sorte que prospérer de jour en jour.

Diagnostic : rétrécissement valvulaire, occupant la paroi postérieure de l'extrémité inférieure du rectum, au niveau du sphincter interne, ayant produit des fistules multiples.

Les fistules sont sous-cutanées. Cause inconnue. Pas d'antécédents syphilitiques. Au-dessus du rétrécissement la muqueuse est ulcérée ; analogie avec le rétrécissement de l'urèthre, où l'on trouve toujours, immédiatement en arrière du point rétréci la muqueuse érodée et sans aucune tendance à la cicatrisation.

30 septembre. **M.** Tillaux opère la malade. Il commence par faire une incision sur la ligne médiane postérieure avec le couteau du galvano-cautère, de manière à détruire la valvule. Cette incision donne lieu à un petit écoulement de sang. Il introduit ensuite une sonde cannelée dans le trajet fistuleux gauche pour s'assurer de sa direction, il la fait sortir par le rectum. Il engage ensuite l'arc métallique du galvano-cautère dans le trajet fistuleux ; la section se fait complétement en quatre minutes sans perte de sang. Les deux autres fistules sont opérées de la même manière ; le résultat est satisfaisant. **M.** Tillaux cautérise ensuite chaque trajet avec le galvanocautère ; le pansement est fait avec de l'amadou maintenu par des compresses et un bandage en **T**.

L'opération n'eut aucune suite grave : un peu de fièvre et une température un peu élevée se sont bien manifestés, mais n'ont duré que quelques jours. Cependant la guérison s'est fait longtemps attendre ; enfin le 16 juillet 1875, la malade est sortie entièrement guérie de son rétrécissement.

Depuis cette époque, la malade, suivant la recommandation de M. Tillaux, vient se présenter à lui deux ou trois fois par an. Dernièrement encore, elle est revenue dans la salle Sainte-Jeanne, et l'on a pu constater la persistance de la guérison.

OBSERVATION VI — *Rétrécissement du rectum probablement de nature syphilitique. — Rectotomie linéaire. — Guérison.*

La nommée Marie T., âgée de 42 ans, est entrée dans le courant du mois d'octobre 1874 à l'hôpital de Lariboisière, salle Sainte-Jeanne, service de M. Tillaux.

Cette malade dit, qu'à l'âge de 20 ans, elle s'est aperçue pour la première fois, d'une certaine difficulté pour aller à la selle ; les matières excrétées, nous dit-elle, étaient très-petites, tout au plus de la grosseur du petit doigt. Cette difficulté est devenue avec le temps de plus en plus grande; aujourd'hui, malgré des lavements répétés, cette malade peut à peine aller à la selle.

On trouve au périnée des traces de fistules opérées, il y a une huitaine d'années, à l'hôpital Beaujon; le périnée est presque complétement disparu, on dirait une déchirure à la suite d'un accouchement. Le toucher rectal permet de constater, à une profondeur de six centimètres de l'anus, l'existence d'un rétrécissement très-étroit qui permet difficilement l'introduction du doigt; cependant, avec quelques efforts, on parvint à le franchir, mais la malade accuse une très-vive douleur. Son état cachectique très-prononcé pourrait faire supposer l'existence d'une affection carcinomateuse, comme point de départ du rétrécissement; mais la durée de la maladie est la raison qui fait rejeter cette idée.

Le 24 octobre, la malade est opérée sous l'action du chloroforme. A l'examen M. Tillaux a reconnu une plus grande épaisseur de la bride sur la paroi postérieure du rectum; il fait observer à ce sujet, qu'il est inutile de chercher à inciser l'anneau fibreux en entier pour obtenir une dilatation; une incision en un point quelconque de son étendue donnera le même résultat. Partant de cette idée, le point de l'anneau fibreux que M. Tillaux se propose d'inciser est précisément celui qui correspond à la paroi rectale postérieure; « je vais, dit-il, introduire entre la paroi postérieure du rectum et le coccyx, une aiguille métallique recourbée, cette aiguille doit être assez flexible pour que l'on puisse, à volonté, en augmenter la courbure. Je ferai traverser à mon aiguille la paroi rectale postérieure et je l'attirerai ensuite au dehors avec les doigts, si je le puis; dans le cas contraire je relèverai la paroi rectale antérieure avec le spéculum Bosmann et j'irai la saisir avec une pince à longue tige. » L'aiguille est dégagée facilement et attirée au dehors; la chaîne de l'écraseur, qui était fixée à son extrémité, se trouve ainsi engagée et prête à fonctionner.

On l'adapte à son manchon et on la met en mouvement. L'anneau fibreux et la muqueuse rectale sont rompus sans

difficulté et sans perte de sang ; il en est de même de la peau.
Dans le cas où la peau ne donnerait pas prise à l'écraseur, ce
qui peut arriver vu son épaisseur dans cette région, il fau-
draitavec le bistouri faire un léger débridement. On n'a rien à
craindre en agissant ainsi, puisque sous la peau en cet endroit,
ne se trouve aucun vaisseau important. L'opération se fait
sans perte de sang ; une mèche cératée est introduite dans le
rectum.

Diagnostic : rétrécissement du rectum, probablement de
nature syphilitique.

M. Tillaux fait observer qu'il aurait pu faire l'opération en
incisant d'un seul coup, avec le bistouri, la bride et la paroi
rectale, mais en agissant ainsi on aurait eu une perte de sang
que l'état d'anémie de la malade devait faire redouter.

La malade est sortie de l'hôpital complétement guérie de
son rétrécissement.

Cette malade n'a point été perdue de vue ;
comme celle qui fait l'objet de l'observation V, elle
se présente de temps à autre à M. Tillaux, qui
jusqu'ici a constaté la guérison entière du rétrécissement.

OBSERVATION VII.—*Rétrécissement rectal probablement syphi-
lique. — Rectotomie linéaire. — Mort.*

Gateau Anna, 23 ans, couturière, est entrée le 18 septembre 1875, à l'hôpital Lariboisière, salle Sainte-Jeanne, service
de M. Tillaux.

Antécédents : dysménorrhée ; à 15 ans 1⁞2 fausse couche de
cinq mois et demi ; éruption probablement syphilitique ; déchirure du périnée. M. Péan fait, au mois de septembre 1874,
une périnéoraphie. 5 octobre, on constate un rétrécissement
du rectum avec dilatation énorme de l'anus ; la cloison recto-

vaginale est intacte ; le doigt sent des végétations. Rectite. Incontinence des matières fécales liquides.

M. Tillaux pense que ce serait le cas de faire une rectotomie, mais auparavant on essaye de la dilatation par l'introduction d'une canule et la cautérisation des végétations avec le nitrate d'argent.

21 octobre. Hier la malade a été prise d'un violent mal de dents avec gonflement du maxillaire inférieur, engorgement ganglionnaire, courbature, soif vive, frisson (T. 41°).

On constate au niveau du pli du cou et sur le thorax une éruption aiguë de scarlatine, la température reste quelques jours élevée.

26 octobre. La malade se plaint de mal de gorge, de dysphagie, elle parle difficilement ; à 8 heures du soir, accès de suffocation ; application de sangsues à l'angle de la mâchoire.

27 octobre. Ipéca stibié ; le jour les étouffements reviennent ; il n'y a ni tuméfaction rétropharyngienne, ni œdème de la glotte ; la gorge est rouge, la langue blanche ; nouvelle application de sangsues.

28 octobre. La malade a été soulagée ; gonflement de la langue et de la région sus-hyoïdienne ; glossite.

30 octobre. Le gonflement a diminué.

3 novembre. La région sus-hyoïdienne cesse d'êtr e puloureuse, tous les symptômes de l'inflammation s' mendent, la malade parle plus facilement et mange sans douleur.

23 décembre. Bien que l'opération laissât peu d'espoir de guérir la malade, M. Tillaux se décide cependant à l'opérer, mais sans chloroforme, il incise, couche, par couche, avec le couteau galvanique, la paroi postérieure du rectum depuis l'anus jusqu'au coccyx, dans une hauteur de 5-6 centimètres ; compresses froides et bandage en T.

Décédée le 9 mai 1876.

Nous ne dirons rien de la malade qui fait le sujet de cette observation, si ce n'est que chez elle la rectotomie linéaire n'a été faite qu'à la dernière extrémité, par conséquent dans les conditions les

plus défavorables. Certainement, ici, on aurait hé-
sité à recourir aux incisions internes ou à la dilatation brusque, se rappelant les dangers de ces
opérations ; car l'hémorrhagie rectale, qui pourrait
être sans gravité chez un sujet encore vigoureux,
aurait été promptement mortelle chez cette malade
profondément anémiée et cachectique.

De plus, l'opération a eu pour résultat de prolonger de cinq mois la vie de cette malade et de lui
épargner les horribles souffrances de la rétention
intestinale.

OBSERVATION VIII. — *Rétrécissement d'origine dysentérique
remontant à 12 centimètres avec contracture spasmodique de
l'anus. Erreur de diagnostic. Rectotomie linéaire.*

Dans le courant de 1874, M. Verneuil reçoit un garçon
chez lequel il diagnostique un rétrécissement spasmodique de
l'extrémité inférieure du rectum. La dilatation n'était pas
possible, elle était surtout très-mal tolérée. M. Verneuil, aidé
de M. Nepveu, lui fait la rectotomie linéaire; il y eut un
grand soulagement, les douleurs disparurent, cependant les
phénomènes de rétention ne se dissipèrent pas complètement,
aussi soupçonna-t-on qu'il s'agissait d'autre chose. La rectotomie eut cet avantage qu'elle permit l'exploration complète
du rectum; on put gagner au moins 3 ou 4 centimères.

Lorsque la plaie qu'on avait faite a été un peu cicatrisée,
on put constater l'existence d'un rétrécissement plus élevé
tendant à devenir excessif. A ce moment, le malade ayant eu
quelques démêlés avec la police, fut subitement soustrait aux
soins de M. Verneuil, qui apprit qu'il avait changé de domi-
cile et qu'il était à la Roquette. Il eut depuis des renseigne
ments sur lui : il vit encore, mais il est toujours tourmenté

par ce rétrécissement supérieur qui se trouve au moins à 12 centimètres de l'anus, rétrécissement qui n'est pas douloureux cependant.

OBSERVATION IX. — *Rétrécissement syphilitique.* — *Rectotomie.* — *Guérison.* (VERNEUIL, *Gaz. des Hopit.* nov. 1872.)

N..., 40 ans, domestique à Paris, grand, robuste, eut, en 1867, une écorchure à la verge, avec gonflement inguinal, qui dura trois semaines, et, peu de temps après, une gerçure anale. Pas de renseignements sur les accidents secondaires.

Au dire du malade, son rétrécissement rectal date de cette époque. En tout cas, un médecin le constata en 1868, fit alors dans le rectum une opération à l'aide de l'écraseur, et administra l'iodure de potassium. L'amélioration ne fut que passagère.

En 1871, on lui fit, en province, plusieurs incisions internes, suivies de l'emploi de la dilatation et de l'iodure de potassium. Le soulagement fut sensible, mais peu durable.

Le 4 mai 1872, il entra à Lariboisière dans le service de M. Verneuil, offrant l'état suivant : anus sain, pas d'hémorrhoïdes ni de fissures ; sphincter contracturé ; existence d'une valvule sur la paroi postérieure du rectum seule, en forme de croissant, située entre la cavité anale et l'ampoule rectale ; cette valvule, épaisse de 1 centimètre, résistante mais non indurée, est recouverte par la muqueuse rectale saine, et fait une saillie de 15 à 20 millimètres dans la cavité de l'intestin. Comme symptômes fonctionnels dominants, il existe une diarrhée persistante, en partie muco-purulente, amaigrissement, perte de forces, dyspepsie, ténesme après chaque miction et découragement profond.

Traitement infructueux pendant deux mois par la dilatation progressive et l'iodure de potassium, car la bride, qui paraît s'effacer et s'assouplir, redevint bientôt ce qu'elle était, avec son cortége de symptômes fâcheux. Le malade demande l'emploi de moyens plus énergiques. Alors M. Verneuil, qui a reconnu que la valvule, s'affaissant à la suite d'une pression de l'index de quelques minutes, pour reparaître quand on enlève le doigt, est due à la contracture limitée des fibres circulaires les plus élevées du sphincter, essaye en vain de la belladone et de l'extrait de ratanhia. Puis, reconnaissant l'impossibilité de la divulsion brusque, la paroi intérieure du rectum étant saine et extensible, prévenu d'ailleurs par l'insuccès des moyens précédemment employés, il se décide à faire une section verticale de la valvule à l'aide de l'écraseur, comprenant toutes les fibres du sphincter.

Cette opération fut pratiquée selon les règles que nous avons indiquées ci-dessus dans le cas où le rétrécissement n'est pas compliqué de fistules. Pas la moindre hémorrhagie. Applications froides sur le périnée; aucun corps étranger dans le rectum.

Pas de fièvre, soulagement des plus manifestes, cessation de la diarrhée, facilité d'une défécation non douloureuse ; incontinence de quelques jours seulement, rétablissement complet de toutes les foncti ons, amélioration rapide de l'état général.

Une cystite, survenue le huitième jour, sans cause connue, céda rapidement aux émollients, aux alcalins et balsamiques.

Le malade sort trois semaines après l'opération, il est très-reconnaissant et se croit guéri. Il ne reste plus de son opération qu'une fissure d'un centimètre de profondeur, et s'étendant jusqu'au milieu de la valvule qui a presque disparu.

M. Verneuil nous a donné les renseignements suivants sur N. « J'ai revu ce malade en 1875. En quittant l'hôpital, il alla demeurer en province où il reçut les soins d'un praticien distingué qui voulut bien m'envoyer une note au sujet de mon opéré.

Les conditions relativement satisfaisantes dans lesquelles se trouvait N. après son opération ne se maintinrent malheureusement pas. Peu de temps après sa rentrée chez lui, survint une suppuration abondante du rectum avec diarrhée continuelle et un état général des plus mauvais. Un abcès de voisinage paraissait s'être développé dans le tissu cellulaire péri-rectal et menaça même un instant de s'ouvrir à l'extérieur, à travers la fesse droite. Il n'en fut rien cependant, et après de longues péripéties, le malade finit par se rétablir, sans être cependant guéri de son rétrécissement. Celui-ci était certainement plus tolérable qu'avant l'opération, en ce sens que la filière à travers laquelle doivent passer les matières fécales était un peu plus large, mais la sécrétion morbide continuait.

Au commencement de 1875, apparut aux membres inférieurs une éruption de pustules dont les caractères ne pouvaient laisser de doutes sur sa nature syphilitique. On prescrivit au malade le sirop de Gibert, mais le traitement ne fut pas suivi avec assez de persévérance pour amener la disparition complète des pustules. M. le Dr Bois engagea alors le malade à revenir me voir.

Je constatai alors à l'extrémité inférieure du rectum tous les signes de ce que j'ai décrit ailleurs sous le nom de syphilome rectal, lésion qui, si on se reporte à la description de l'état du malade quand je le vis pour la première fois, n'existait certainement pas alors. Elle s'est donc développée depuis, et certainement au moment où la syphilis, dont avait été atteint antérieurement l'opéré, se localisait sous forme de manifestation tertiaire. Le point affecté fut celui qui, par le fait de l'opération, était devenu le *locus minoris resistentiæ*. Je mis d'abord le malade au traitement mixte, et dès qu'une amélioration assez notable se fût fait sentir sur les pustules des membres inférieurs, je lui proposai de pratiquer de nouveau la section de son rétrécissement, comptant bien sur un succès plus durable que la première fois. Le malade accepta ; nous prîmes jour pour l'opération ; mais la veille, pris d'une frayeur subite, il quitta l'hôpital sur sa demande expresse, et je n'en ai plus entendu parler depuis. »

OBSERVATION X. — *Rétrécissement du rectum d'origine probablement syphilitique. Rectotomie linéaire.- Guérison.* (Observation recueillie par M. Forestier, alors interne de M. Labbé.)

(CÉROU, *op. cit.* Observ. XIII.)

D... (Amélie), âgée de vingt ans, éprouva, il y a deux ans et demi environ, des difficultés pour aller à la garde-robe : les matières ressemblaient à des boules très-dures. Il existait en outre des douleurs dans le fondement, tantôt sourdes et tantôt lancinantes ; l'acte de la défécation était lui-même très-douloureux. Il y a dix-huit mois, deux abcès apparurent à la marge de l'anus ; la malade entra à l'hôpital Saint-Louis, où on incisa ces deux abcès ; à leur suite survint une fistule qui fut opérée dans ce même hôpital ; à la sortie, il s'écoulait encore un peu de pus, par un orifice péri-anal qui avait persisté malgré l'opération.

Quelque temps après, cette femme contracta des chancres mous pour lesquels elle entra de nouveau dans un service hospitalier. Ces chancres étaient multipliés; ils donnèrent lieu à un bubon suppuré dans l'aine droite : on retrouve encore la cicatrice de ce bubon.

Un peu plus tard, nouveaux chancres de l'anus, soignés à l'hôpital Cochin.

Aujourd'hui on remarque des lymphites suppurées dans le pli de l'aine gauche; autour de l'anus on trouve des hémorrhoïdes flasques, un trajet fistuleux conduisant dans le rectum jusqu'à une hauteur de huit centimètres environ, et deux orifices en partie comblés par des bourgeons charnus, conduisant sur les parois externes du rectum.

Par le toucher rectal, on constate, à deux centimètres au-dessus de l'anus, un rétrécissement qui admet néanmoins l'indicateur, plus haut dans la paroi antérieure du rectum, siége une demi-lune simulant une valvule épaisse et indurée.

Nous avons interrogé la malade avec soin, il ne nous a pas été possible de découvrir la trace de syphilis. Les ganglions de l'aine sont pris. Mais les accidents vénériens nombreux qui ont existé suffisent amplement à expliquer la présence de ces ganglions.

13 mars. Date de l'opération; on a administré la veille un purgatif, et le matin même un grand lavement.

La malade étant endormie, on pratiqua la rectotomie linéaire à l'aide du galvano-cautère; pour cela, on enfonce un trocart courbe au-dessous de la pointe du coccyx : on retire le trocart, on introduit par la canule le fil du galvano-cautère; on retire ensuite la canule, on fait passer le courant et on sectionne aussi toute la partie postérieure du rectum. On sectionne de même les fistules péri-anales, puis on cautérise vigoureusement au fer rouge toutes les fongosités qui recouvrent les tissus voisins.

Après l'opération, il s'est produit des vomissements qui ont duré jusqu'au lendemain; les efforts occasionnés par les vomissements ont amené deux ou trois gardes-robes involonlontaires.

On prescrit de l'opium, 0,01 centigr. toutes les heures, sous forme de pilules.

14 mars. Matin, tempér. axill., 38°4, le malade a souffert. Soir, tempér. axill., 38°6. Les douleurs sont calmées.

15 mars. Tempér. axill., 37°6. La malade a dormi et ne se plaint pas; au reste, c'est à peine si tout au tour de la section, on trouve un peu de rougeur; les tissus sont souples.

Soir, 37°4.

16 mars. Nuit excellente, ce matin quelques douleurs.

20 mars. Il s'écoule du sang par l'anus, on remarque un caillot sur la plaie; la malade se plaint.

22 mars. Le sang a continué à couler, et ce soir l'écoulement est assez abondant pour qu'on soit obligé de tamponner le rectum.

23 mars. Le tamponnement, bien que très-douloureux, a été supporté assez longtemps pour arrêter l'hémorrhagie; la malade souffre

24 mars. Ce matin, elle a été prise d'un frisson violent avec claquements de dents, il a duré trois ou quatre heures, il a été accompagné de nausées et de vomissements. Température axillaire, 40°2. Pas de rougeur autour de la plaie, seul, un ganglion de l'aine droite est douloureux à la pression.

On prescrit immédiatement 1 gramme de sulfate de quinine et 2 grammes d'ipéca pour le lendemain.

25 mars. Température axillaire, 38°5. Pas d'érysipèle, la malade se trouve mieux depuis qu'elle a vomi, on continue le sulfate de quinine et on y ajoute une potion de Todd.

Soir, 37°, ça va bien.

26 mars. Pas de fièvre, on continue les mêmes prescriptions.

28 mars. Tout va très-bien, léger purgatif.

2 avril. Le malade va bien, on cautérise la plaie, qui a bon aspect, avec le nitrate d'argent; le soir, léger frisson, sulfate de quinine.

6 avril. Le frisson n'a pas eu de suite, la plaie a très-bon aspect, on cautérise de loin en loin, avec le nitrate d'argent.

14 avril. La plaie se cicatrise très-régulièrement, le doigt introduit dans le rectum permet de constater qu'il n'existe ni bride ni rétrécissement: on introduit une très-grosse mèche jusqu'au dessus des parties malades.

L'état général est excellent.

19 avril. Dans l'après-midi, la malade a eu un violent frisson qui a duré jusqu'au soir. Ce matin, la température est élevée, le pouls fréquent, la langue sale, la malade accuse des coliques violentes, mais la plaie a toujours bon aspect, pas de rougeur tout autour.

On prescrit de l'huile de ricin, du sulfate de quinine.

20 avril. Mieux ; plus de fièvre ; on supprime le sulfate de quinine et on recommence à introduire de grosses mèches dans le rectum.

4 mai. Etat général excellent, on s'assure à plusieurs reprise, par le toucher, que le diamètre du rectum est suffisamment élargi ; il s'écoule très-peu de pus, les garde-robes seules sont douloureuses.

15 mai. La malade dit que depuis quelques jours elle rend des mucosités par le rectum, mêlées à du pus ; elle en perd une grande quantité et se dit affaiblie. On introduit toujours une grosse mèche.

26 mai. La malade souffre toujours en allant à la garde-robe, elle dit rendre des caillots de sang, elle mange, mais elle est toujours un peu pâle et affaiblie.

2 juin. Cautérisation des bourgeons charnus au nitrate d'argent

9 juin. Même traitement, l'introduction de la grosse mèche est rendue difficile par la présence d'un point rétréci.

14 juin. Le doigt introduit dans le rectum constate que son axe est tortueux ; qu'il existe toujours un certain degré de rétrécissement, que la muqueuse est épaissie en un point en arrière. On introduit toujours une grosse mèche et on cautérise. Fin de l'écoulement du pus.

20 juin. On supprime les mèches et on introduit tous les jours, pendant une demi-heure, des canules dilatatrices. Sur le côté droit de la marge de l'anus, existe une petite tumeur, donnant la sensation de fluctuation ; la peau est lisse et amincie à son niveau, et la tumeur est acuminée : à l'incision, il ne s'écoule pas de pus, mais on met à nu un tissu fongueux.

Deux jours après les lèvres de la plaie sont réunies par première intention.

Aujourd'hui, 27 juillet, la malade est encore en traitement; elle va bien.

Rentrée dans le service de M. Verneuil, à la Pitié, salle Saint-Augustin, n° 6, le 11 novembre 1876.

Le 16 juin 1876, il s'était reproduit un léger rétrécissement limité à la marge de l'anus; le reste du rectum avait repris toute sa souplesse. M. Verneuil débride le rétrécissement avec le thermo-cautère; la malade sort, et rentre, le 6 décembre 1876, avec un prolapsus rectal très-pénible, formant une saillie semblable à celle d'un gros œuf. Pour remédier à ce prolapsus, M. Verneuil réduit le rectum muqueux, et pratique une cautérisation cunéiforme à l'angle postérieur de l'anus, de manière à amener la réunion par deuxième intention. Les escharres tombent au bout de quelques jours.

Le 23 décembre 1876, M. Verneuil pratique l'examen de la malade; il constate que l'orifice anal est rétréci, et de chaque côté existent quelques ulcérations qui ont pris un peu le caractère spécifique. La malade, considérablement améliorée, quitte l'hôpital.

OBSERVATION XI. — *Syphilome rectal. — Rectotomie. — Guerison.* (Observation recueillie par M. Térillon, alors interne de M. Verneuil.)

(CÉROU, *op. cit.*, Obs. VIII.)

La nommée X..., âgée de 28 ans, entrée à la Pitié, salle Saint-Augustin, lit n° 17, le 31 mars 1873. — Syphilis antérieure.

Cette femme fait remonter le début de son rétrécissement à une époque assez éloignée, une dizaine d'années environ. Cette affection, qui va toujours en augmentant, a altéré considérablement sa santé ; aussi, la malade est-elle arrivée à un degré d'anémie extrême.

Des douleurs intolérables empêchent le sommeil, un écoulement purulent sortant continuellement de l'anus, une assez grande difficulté de selles : tels sont les symptômes principaux qu'offre la malade.

L'état local est caractérisé surtout par un rétrécissement existant vers la partie supérieure du sphincter interne et pouvant permettre à peine le passage du petit doigt ; il est irrégulier, et lorsqu'on écarte fortement la marge de l'anus, on voit une ulcération s'étendant surtout vers la partie latérale droite.

On a appliqué plusieurs fois et sans succès la dilatation forcée, au traitement de ce rétrécissement ; M. Verneuil, lui-même, a fait quelques tentatives qui n'ont pas mieux réussi.

Le 23 avril 1873, on se décida à pratiquer la rectotomie linéaire. Opération simple à l'écraseur.

Cautérisation vigoureuse de toute la plaie au fer rouge.

24 avril. Depuis l'opération, la malade ne souffre plus et surtout n'a pas les envies fréquentes d'aller à la selle qui la tourmentaient principalement le matin ; elle a uriné facilement et sans douleur et n'a pas eu de selle pendant la nuit ; elle n'a eu comme symptôme notable, outre l'élévation de température, que des sueurs abondantes.

25 avril. Il n'y a pas eu selles, la plaie paraît peu enflammée, ne suppure pas, urines faciles, sommeil bon. Sulfate de quinine : 0 gr. 60. Sueurs nocturnes.

26 avril. Les règles sont apparues hier soir, en avance de quatre jours ; les sueurs ont diminué, la plaie suppure un peu. Pas de douleurs ; pas de selles.

27 avril. La plaie suppure plus que hier ; l'état général est parfait.

28 avril. Même état ; les sueurs ont presque disparu. Les règles cessent dans la journée.

29 avril. La plaie est un peu douloureuse ; pas de selles ; état général bon.

30 avril. Huile de ricin qui fait vomir quelques matières molles et soulage la malade.

Pendant les dix jours qui suivent, tout va aussi bien que possible ; l'appétit et le sommeil sont revenus. Selles régulières.

10 mai. On la touche pour la première fois ; on constate une coarctation assez complète pour empêcher l'index de passer, siégeant vers l'angle supérieur de la plaie opératoire. Bon aspect de cette plaie ; elle bourgeonne.

12 mai. Introduction de grosses mèches enduites de cérat pour dilater la coarctation.

Du 12 au 20 mai, on augmente graduellement le volume des mèches. Le 20 mai, on est obligé de cesser; il est survenu des douleurs et de la diarrhée, probablement par irritation. État général très-satisfaisant.

24 mai. La malade sort de l'hôpital pour aller à la campagne. Son état général est très-amélioré. La coarctation permet le passage facile de l'index, et la plaie est en voie de cicatrisation.

17 juillet 1877, M. Verneuil a revu cette malade tout récemment ; la guérison est absolue ; l'anus retient très-bien les matières, il n'existe aucune induration, l'anus est à bords tranchants ; au toucher, on ressent la même sensation que celle qu'on éprouve quand on passe le doigt à travers une étoffe à laquelle on aurait préalablement fait un orifice pour simuler l'anus.

Conclusion.

Comme, pour juger de la valeur d'une opération, il ne suffit pas de considérations théoriques, quelque bien déduites qu'elles paraissent, mais de faits qui démontrent, à n'en pas douter, sa supériorité réelle dans la pratique, nous donnons ici la statistique, aussi complète qu'il nous a été possible de la faire, des résultats obtenus dans le traitement des rétrécissements du rectum par l'opération de la rectotomie externe et par celle de la rectotomie linéaire. La supériorité de cette dernière n'en ressortira que mieux de la comparaison des chiffres.

Les éléments de cette statistique ne sont pas nombreux, puisqu'on ne compte qu'un nombre peu considérable de rectotomies. Les travaux de .M. Pinguet (*Thèses de Paris*, 1872, n° 17) et de M. Cérou (*Thèses de Paris*, 1875, n° 390) contiennent des observations détaillées que nous mettons ici à profit. On vient de lire dans notre travail huit observations nouvelles qui, ajoutées aux précédentes, vont nous permettre de démontrer par les chiffres combien les résultats de la rectotomie linéaire sont supérieurs et préférables à ceux de la rectotomie externe.

En récapitulant toutes les observations dont nous venons de parler, nous avons trouvé que la rectotomie externe, c'est-à-dire l'opération sanglante, au moyen du bistouri, a été faite six fois. Trois fois la mort en a été la conséquence, et trois autres fois la guérison a eu lieu; mais quelle guérison ? Car les malades ont été perdus de vue peu de temps après l'opération. Ainsi, d'après ces éléments trop peu nombreux, il faut reconnaître que la terminaison funeste s'est rencontrée dans la moitié des cas. Ajoutons cependant que d'après M. Daniel Mollière (*op. cit.*, p. 337), cette opération aurait été pratiquée avec succès et dans plusieurs circonstances en Angleterre, à l'hôpital Saint-Mark. Mais comme les observations ne sont pas données, il est impossible d'en tenir compte dans ce calcul.

La rectotomie linéaire, c'est-à-dire l'opération faite avec l'écraseur linéaire, le galvano-cautère ou le thermo-cautère, compte un beaucoup plus grand nombre de cas. Vingt sont mentionnés dans la thèse de M. Cérou, et huit font partie de notre travail. Dans ces vingt-huit opérations, nous en trouvons six concernant des rétrécissements cancéreux. Inutile de faire observer que, dans ces dernières circonstances, le chirurgien n'attend pas la guérison, mais seulement une amélioration dans l'état du malade. Or cette amélioration a été obtenue cinq fois, et une seule fois seulement l'opération a amené une péritonite mortelle.

Les vingt-deux autres cas se décomposent de la manière suivante : douze guérisons complètes; cinq améliorations suivies de récidives; deux cas de mort par la phthisie pulmonaire, malgré l'opération, et deux autres cas de mort dont l'un par érysipèle, l'autre par épuisement et par consomption, car le malade se trouvait dans un état de santé tel, que l'opération ne fut tentée que dans le but unique de lui rendre la vie plus supportable. Enfin une autre fois, une seule fois, l'opération a été inutile par erreur de diagnostic, la rectotomie ayant été faite par un rétrécissement dysentérique siégeant à 12 ou 13 centimètres de l'anus. (Voy. Observation VIII, p, 53.)

Il résulte de ces documents que, sur vingt-huit cas, on ne compte en réalité que deux morts imputables à la rectotomie linéaire : la première par érysipèle (Cérou, *op. cit.* Observation IX); la seconde par péritonite. (Cérou, *op. cit.* Observation XVIII.) Nous laissons, bien entendu, de côté les deux cas où l'opération n'a pas retardé la mort par phthisie pulmonaire. Ainsi, la terminaison funeste qui était de 1/2 pour la rectotomie externe, n'est que de 3/28, c'est-à-dire près de 1/9 pour la rectotomie linéaire. L'amélioration est de 5/28, c'est-à-dire supérieure à 1/5, résultat tout à fait favorable, surtout si l'on considère qu'il a été obtenu sur des cancéreux et sur des phthisiques à qui l'opération a prolongé d'un certain temps une vie exempte des ennuis des souffrances horribles qui la rendaient insupportable. C'est le nombre de guérisons qui nous montre toute la supériorité de la rectotomie linéaire. Douze fois sur vingt-huit, on a constaté une guérison complète, c'est-à-dire une guérison qui s'est maintenue longtemps après l'opération, car la plupart des opérés ont été revus, et sur beaucoup d'entre eux on a pu constater que la cure était définitive, radicale, le toucher rectal faisant constater un intestin tout à fait souple et dépourvu de portions dures et fibreuses. Ces résultats si satisfaisants, 12/28 ou 3/7 c'est-à-dire près de la moitié, ne sont-ils pas assez concluants pour autoriser M. Verneuil à dire que la rectotomie linéaire exerce la plus heureuse influence sur le syphilome rectal, et le fait même disparaître dans un grand nombre de cas ?

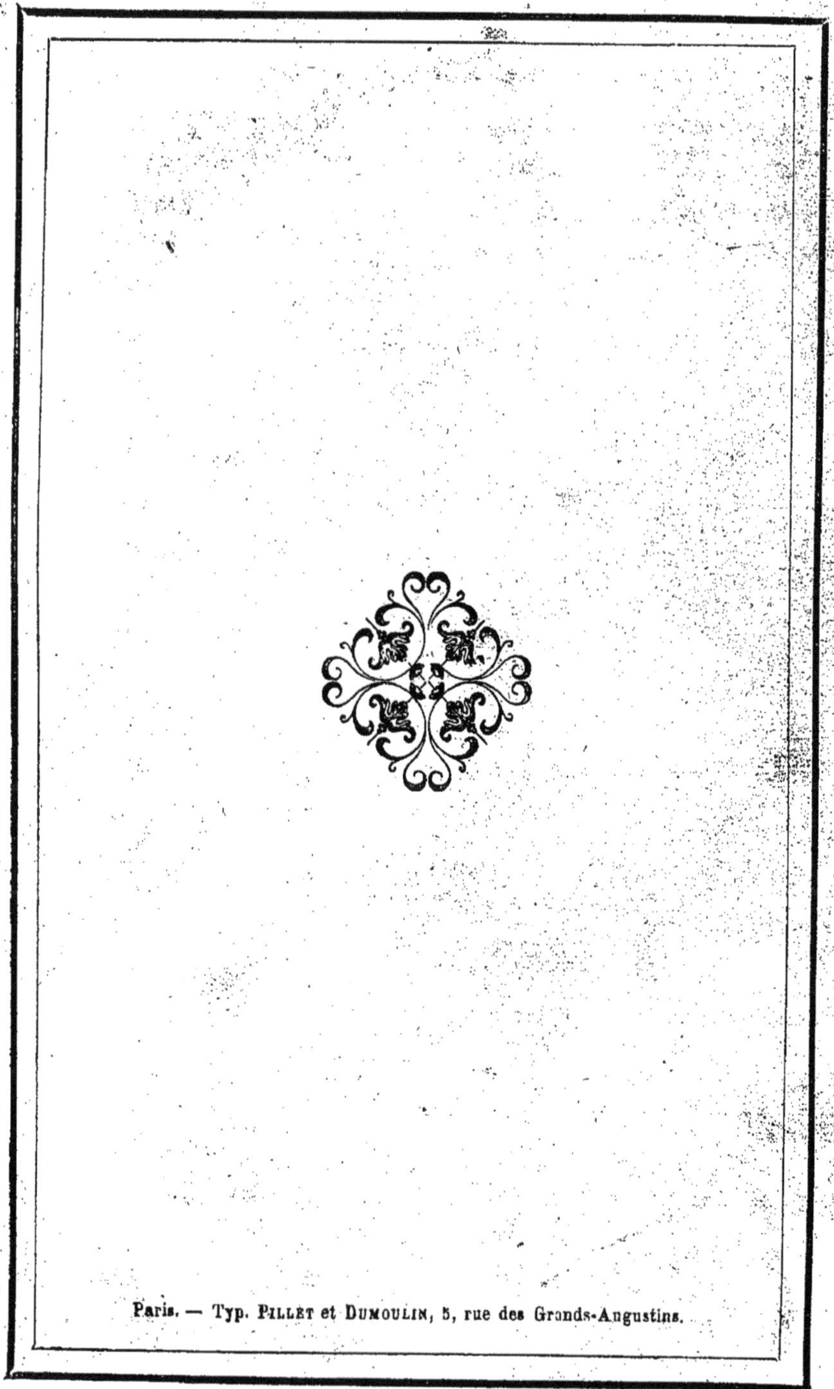

Paris. — Typ. Pillet et Dumoulin, 5, rue des Grands-Augustins.

www.ingramcontent.com/pod-product-compliance
Ingram Content Group UK Ltd.
Pitfield, Milton Keynes, MK11 3LW, UK
UKHW020001080726
13614UKWH00003B/1237